RELATION

SUR UNE ÉPIDÉMIE

D'HYSTÉRO-DÉMONOPATHIE

EN 1861

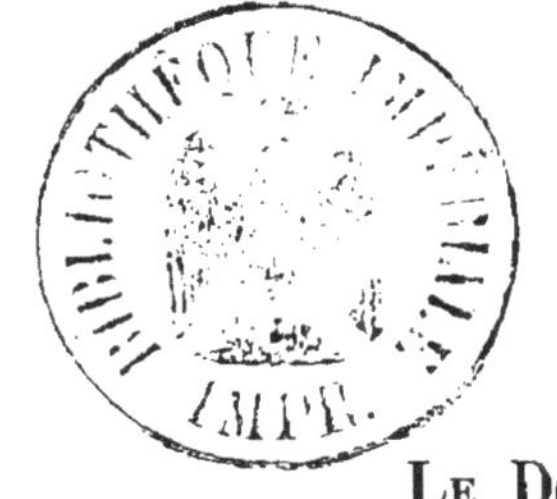

PAR

Le Docteur A. CONSTANS

Chevalier de la Légion d'honneur, inspecteur général du service
des aliénés.

Deuxième édition.

PARIS

ADRIEN DELAHAYE, LIBRAIRE-ÉDITEUR

PLACE DE L'ÉCOLE-DE-MÉDECINE

1863

TABLE DES MATIÈRES

RELATION

SUR UNE ÉPIDÉMIE

D'HYSTÉRO-DÉMONOPATHIE

EN 1861

PAR

Le Docteur A. CONSTANS

Chevalier de la Légion d'honneur, inspecteur général du service
des aliénés.

Deuxième édition.

PARIS

ADRIEN DELAHAYE, LIBRAIRE-ÉDITEUR
PLACE DE L'ÉCOLE-DE-MÉDECINE
1863

RELATION

SUR UNE ÉPIDÉMIE

D'HYSTÉRO-DÉMONOPATHIE

EN 1861

Paris. — Imprimerie de L. MARTINET, rue Mignon, 2.

Ayant été envoyé à Morzines avec la mission de rechercher et d'appliquer les moyens qui pourraient faire disparaître l'épidémie qui sévit sur cette commune, j'ai pensé qu'il ne serait pas absolument inutile de faire connaître cette épidémie avec quelque détail : elle ressemble trop, par ses causes et ses effets, à celles des temps passés, pour avoir le mérite de la nouveauté; mais bien que cette relation ne soit qu'une page à ajouter à l'histoire des épidémies morales, l'actualité des faits, ce que j'ai pu observer et recueillir, lui donneront peut-être encore un suffisant intérêt.

J'ai dû abréger ou passer sous silence beaucoup d'incidents qui n'ont pas été sans influence sur la marche de la maladie, et qui m'auraient fourni de curieux épisodes; cette réserve m'était imposée par des convenances que je ne voudrais point heurter.

Septembre 1861.

RELATION

SUR UNE ÉPIDÉMIE

D'HYSTÉRO-DÉMONOPATHIE

EN 1861

I

Le pays. — Les habitants.

Morzines, dans l'ancienne province du Chablais et faisant aujourd'hui partie du département de la Haute-Savoie, est une commune de 2000 âmes, divisée en huit ou dix hameaux; elle est située à l'extrémité sud et la plus élevée de la vallée d'Aulph, et n'est séparée du canton suisse du Valais que par une montagne.

Son altitude est de 1500 mètres environ, et elle est traversée par la Dranse, torrent souvent impétueux qui va se jeter dans le lac de Genève, après une course de 32 kilomètres.

Partout très étroite, orientée du nord au sud, mais ouverte seulement dans la première de ces directions, la vallée n'est à peu près formée que par les versants opposés de hautes montagnes, dont les pieds sont baignés par la Dranse ; ces montagnes, généralement calcaires, ne sont, les unes que des roches nues, les autres sont couvertes de sapins et de hêtres ou de pâturages.

Les hivers sont longs et rigoureux, la neige toujours abondante ; la température, rarement élevée, est dans la même journée extrêmement variable, car la présence du soleil, matin et soir, caché par les montagnes, est de courte durée, relativement aux pays de plaines ; les orages sont fréquents et l'air ordinairement humide.

Abritée des autres côtés, Morzines ne peut recevoir que les courants qui viennent du nord et du nord-est ; aussi, quand le vent souffle d'un autre point, est-elle rarement sans brouillards ou sans être enveloppée de nuages qui ne peuvent s'élever davantage ou qui se trouvent arrêtés dans leur marche par les montagnes.

Le vent de nord-est, appelé bise, est celui qui se fait le mieux sentir ; mais n'arrivant qu'après avoir balayé les cimes neigeuses et les glaciers de la Suisse, il est extrêmement froid, même en été, et modifiant sans doute l'état électrique de l'air, il produit sur l'économie une excitation nerveuse désagréable, que les habitants eux-mêmes subissent et remarquent.

Les eaux, très abondantes, m'ont paru bonnes en général, mais elles sont toujours très froides.

La végétation est lente et tardive, et les seuls arbres qui parent le pays sont le sapin et le hêtre ; les arbres fruitiers, à l'exception du prunier, sont à peu près inconnus.

Toute cette vallée d'Aulph est pauvre, la plus pauvre
de la contrée, dit-on, non qu'elle manque d'éléments,
sinon de richesse, au moins d'un certain bien-être,
mais parce qu'elle est presque inaccessible.

Morzines se trouvant la plus éloignée et la plus élevée
de toutes les communes de cette vallée, est celle qui
souffre le plus, matériellement et moralement, de cette
difficulté d'accès, qui lui rend très onéreuse l'importation
de tout ce qui lui manque, impossible l'exportation de
ce qu'elle pourrait produire, et la laisse dans un isolement complet.

La vie de la partie masculine de la population se
divise en deux périodes : jeunes, les hommes émigrent
pendant sept ou huit mois chaque année ; plus âgés, ils
ne quittent plus leur village, tous deviennent, avec leurs
familles, cultivateurs ou bergers, et, sur un espace cir-
conscrit, presque nomades. Chacun possède deux, trois
ou quatre habitations : l'une au chef-lieu de la commune, une autre au pied des montagnes, la troisième,
la quatrième sur les montagnes, à diverses hauteurs ;
toutes successivement occupées suivant la saison, c'est-
à-dire le moment de la pousse des herbes sur ces points.

Ces habitations, toutes de bois, en forme de chalets,
sont également mauvaises. La mieux établie en apparence, celle qui est disposée pour l'hiver, est même la
plus insalubre : partagée en deux parties principales,
l'une pour la famille, l'autre pour les animaux, une
simple cloison de planches mal jointes forme la divi-
sion et n'intercepte pas toujours les émanations de
ceux-ci.

Une seule chambre, le plus ordinairement, donne asile à toute la famille. Cette chambre, assez basse, est éclairée par une ou plusieurs fenêtres, mais très petites et fixes le plus souvent, c'est-à-dire ne pouvant être d'aucune utilité pour l'aération ; au milieu ou dans un coin est un poêle de fonte, chauffé dans les temps froids, toujours jusqu'au rouge ; quand sept ou huit personnes ont séjourné dans cette chambre, on y vit encore, mais dans un état de demi-asphyxie, et quand on en sort, on trouve à la porte, avec un air glacial, tout un cortége de maladies.

Plus d'intelligence, sous l'impulsion de l'intérêt, préside-t-il à l'installation des bestiaux ? Pas davantage. l'étable, plus ou moins étendue, a tout au plus 2 mètres d'élévation ; un petit carreau fixe ne laisse pénétrer qu'une lumière douteuse, et les portes, hermétiquement fermées, ne permettent que rarement à un peu d'air nouveau de venir se mélanger avec celui de l'intérieur ; le sol est recouvert d'un plancher sur lequel reposent les animaux, toujours sans litière, et derrière ce plancher, dans toute la longueur de l'étable, est une fosse de 1^m,50 de profondeur, destinée à recevoir toutes les déjections, qui croupiront et fermenteront sur place, pendant les six ou sept mois que le bétail doit rester ainsi enfermé.

Une étable de 10 mètres de long, d'une capacité de 80 à 100 mètres cubes, reçoit, chez les plus aisés, six à huit vaches, un cheval, des chèvres, des porcs, qui doivent, pendant cette longue réclusion, les uns engraisser, les autres donner du lait, quand leur demander de vivre en un pareil lieu est déjà leur imposer une tâche difficile.

La nourriture de l'homme vaut son logement : l'orge et l'avoine sont les seuls grains cultivés et employés. Encore s'ils l'étaient dans leur état de pureté ! mais on tient plus à la quantité qu'à la qualité, et ils sont portés au moulin tels qu'ils sortent des champs, sans être ni criblés ni vannés, c'est-à-dire mélangés de terre, de graviers, de paille et des graines de toutes les plantes étrangères qui ont pu croître et mûrir en même temps, car sarcler est chose inconnue ; on y ajoute encore des pois, des fèves. Et quand la farine est faite et grossièrement blutée, on repasse sous la meule le son qu'elle a abandonné ; ce son est bluté à son tour, et tout ce qui peut passer à travers le tamis est mêlé à la farine : aussi quel pain !

Avec ce pain, des pommes de terre de très mauvaise qualité, parce qu'elles sont mal cultivées ; des viandes salées et fumées, bien souvent altérées ; des résidus de lait et un mauvais fromage, sec et lourd, appelé *tome*, que chacun fabrique ; presque jamais de viande fraîche, en été seulement quelques chevreaux ou des veaux de huit à quinze jours ; jamais de légumes frais, les choux sont à peu près la seule plante potagère qui soit cultivée.

Pour boisson, de l'eau, comme je l'ai dit, toujours très froide ; pour quelques-uns de mauvais cidre, fait en grande partie avec des pommes sauvages ; le vin n'est pour aucun un objet de consommation journalière, et les cabarets, heureusement rares, ne sont que peu fréquentés.

Le vêtement est le seul des besoins auquel il soit convenablement pourvu.

Si mauvaise que soit cette nourriture, la localité ne la produit pas en suffisante quantité, il faut donc acheter au dehors au moins du pain ; mais les transports sont coûteux et les ressources bien précaires.

Les petits chariots en usage, attelés d'un cheval, ne peuvent transporter plus de 250 à 300 kilogrammes, encore faut-il, dans les passages les plus difficiles, prendre un cheval de renfort : aussi le pain, qui, à Thonon, se vend 40 centimes le kilogramme, en vaut 50 à Morzines. Sans l'émigration annuelle de quatre cents hommes environ, qui vont travailler comme maçons, tailleurs de pierres, en France, en Suisse, en Italie, on ne pourrait pas vivre.

Les femmes et ceux des hommes qui n'émigrent pas restent chargés du soin des propriétés, des cultures ; mais on produit si peu, qu'il y a bien plus à acheter qu'à vendre, et les émigrants seuls fournissent l'argent nécessaire.

D'après le cadastre, déduction faite des rochers arides, chemins, cours d'eau, la commune contient :

	Hectares.
Terrain cultivable	50
Bois de toutes sortes	195
Prairies de montagnes	347

Les bestiaux sont assez nombreux, mais ne servent à

peu près qu'à l'alimentation de leurs possesseurs ; la
faible partie de leurs produits qui est vendue, jointe à
l'exploitation d'une ardoisière, sont les seules sources
de revenus qui méritent d'être comptées, tant les autres
sont insignifiantes, et elles ne font pas entrer annuelle-
ment dans la commune plus de 20 000 francs, l'énor-
mité du prix des transports diminuant d'autant la valeur
des choses vendues.

Cette somme, si peu importante, se trouve considérablement réduite :

Par les impôts	5 195 fr. 54 c.
Par les taxes locales.	3 629 »
Par des fondations pieuses.	3 114 40
Ensemble. . . .	11 338 fr. 94 c.

Ce qui reste est bien peu : les économies des émigrants,
qui peuvent s'élever à 80 ou 100 000 francs, doivent
combler le déficit, mais non pour tous ; toutes les familles n'ont pas des membres capables d'émigrer.

Les salaires gagnés dans le pays ne sauraient venir en
aide ; chacun fait lui-même son travail et n'emploie que
bien rarement des auxiliaires.

Une partie de la somme affectée à des fondations était
destinée à rétribuer un second vicaire, qui, sous le nom
de vicaire-régent, était l'instituteur communal.

Cette institution des vicaires-régents est ou a été générale en Savoie ; je n'ai point à en apprécier la valeur,
mais s'il fallait la juger par ses résultats à Morzines, ils
ne plaideraient pas en sa faveur : c'est à peine si un

dixième de la population adulte sait lire et écrire, et ce n'est que depuis quelques années que l'instruction primaire existe réellement, depuis que des frères de la Doctrine chrétienne et des religieuses en ont été chargés.

L'aspect général des habitants est chétif; la constitution prédominante est lymphatico-nerveuse.

L'enfance est difficile et maladive; les vieillards sont peu nombreux, et sans avoir pu le vérifier, je suis convaincu que la vie moyenne est au-dessous du chiffre fourni par la statistique générale. Si la population s'accroît, ce ne peut être qu'en raison de l'extrême fécondité des ménages : les femmes qui ont eu huit, dix enfants ou plus, ne sont pas rares.

C'est incontestablement aux améliorations introduites dans la vie domestique que l'on doit l'augmentation de la durée moyenne de l'existence; ici, toutes les habitudes d'il y a cent, deux cents ans, sont les habitudes d'aujourd'hui.

Les jeunes gens qui sont encore dans les premières années de l'âge adulte, ont assez souvent une apparence de bonne santé qui en impose à première vue sur l'énergie de leur vitalité, mais ce n'est qu'une apparence et elle dure peu; une décrépitude anticipée, qui ne peut que rarement être attribuée à l'excès du travail, ne tarde pas à la remplacer.

J'ai pu m'assurer de ces mauvaises conditions physiques des jeunes gens, en assistant au conseil de révision du canton; il a fallu, pour cause de faiblesse de constitution du très grand nombre, monter jusqu'au n° 56 pour former un contingent de vingt-deux hommes, et, à mon avis, beaucoup d'entre eux feront plus de journées d'hôpital que de marches : ils ont les membres grêles, la poitrine étroite, sont mal faits; leurs chairs sont molles, flasques et leur peau décolorée.

Le chirurgien militaire chargé de l'examen de ces jeunes gens me disait que pour les déclarer propres au service, il avait besoin d'espérer que le changement d'air et de nourriture améliorerait leur constitution.

Pour toute la France, sans distinguer les habitants des contrées manufacturières de ceux des contrées agricoles, la proportion des hommes impropres au service est de 40 pour 100 ; dans ce canton elle dépasse 60, et cependant la population ne se livre qu'à des travaux ordinairement favorables au développement physique.

Sur les cinquante-six hommes examinés, deux seulement étaient vraiment robustes; mais depuis longtemps ils n'habitaient plus le pays, ce qui justifie les prévisions du chirurgien militaire dont je parlais tout à l'heure.

Deux autres pouvaient être rangés dans cette classe d'individus que M. Baillarger désigne par le nom d'*asthénogènes ;* l'un était semi-crétin, l'autre avait des formes plus régulières et plus d'intelligence, mais tous deux était impubères, et représentaient au moral, comme au physique, des enfants de huit à dix ans.

Les affections à marche lente, chroniques, sont communes à Morzines, et parmi elles tout particulièrement celles des voies digestives ; tous les enfants et beaucoup d'adultes sont en outre tourmentés par de nombreux lombrics.

Il est peu de personnes qui soient exemptes de gastralgie, d'entéralgie ; viennent après les rhumatismes, les névralgies ; l'anémie, la chlorose même chez les enfants, le scorbut, ne sont point rares ; les scrofules, la phthisie, les hydropisies, sont aussi des maladies fréquentes. On observe quelques fièvres intermittentes, mais trop rarement pour les considérer comme endémiques.

Il n'en est pas de même de l'hystérie, tout le monde sait combien elle est commune en Savoie ; je l'ai trouvée partout dans la partie que j'ai visitée, et les médecins de Thonon m'ont dit en avoir toujours de nombreux cas dans leur clientèle.

L'aliénation est fréquente ; les aliénés dont j'ai pu constater l'existence, de Thonon à Morzines seulement, dépassent très notablement la proportion ordinaire.

Il n'y a point de crétins à Morzines, mais le goître y est fréquent : il n'y acquiert cependant jamais un grand développement : il reste, pourrait-on dire, à l'état rudimentaire ; la partie antérieure du cou est un peu plus large ou un peu plus saillante que d'habitude, mais jamais absolument difforme.

Pourquoi, après s'être légèrement hypertrophié, le corps thyroïde demeure-t-il ainsi stationnaire ?

Toutes les conditions regardées comme favorisant le développement du goître se retrouvent cependant ici : les eaux descendent des montagnes, et sont, au moins en partie, le produit de la fonte des neiges ; elles sont très froides toujours, coulent sur le rocher calcaire ou sur un terrain peu profond dont le sous-sol est souvent argileux, et quelques-unes des montagnes d'où jaillissent les sources renferment des gisements gypseux ou schisteux.

Serait-ce donc, comme l'a dit de Saussure et quelques-autres après lui, que le crétinisme et le goître, le goître volumineux, ne dépassent que rarement une certaine altitude ?

Ou bien faut-il attribuer une part d'influence à la direction de la vallée ? J'ai remarqué, c'est peut-être affaire de pur hasard, que tous les vrais goîtreux ou crétins que j'ai pu interroger ou voir dans le pays, appartenaient à des vallées beaucoup plus basses, mais aussi ouvertes de l'est à l'ouest.

Le climat, les mauvaises conditions des habitations, de la nourriture, peuvent expliquer déjà la fréquence de plusieurs des affections que je viens d'indiquer et la constitution prédominante ; à ces causes une autre encore vient s'ajouter : la multiplicité des mariages entre consanguins. Sur 81 mariages célébrés en huit ans, 19 ont nécessité des dispenses.

Ce qui prouve encore une origine commune et peu éloignée, c'est que quelques noms seulement servent à l'appellation d'un grand nombre ; on est forcé, pour désigner les individus, de joindre à leurs noms propres un ou plusieurs prénoms et ceux de leur père. On dit, par exemple, par abréviation : Beau Nicolas, feu François, pour le distinguer de Beau Nicolas, feu Pierre-Nicolas, c'est-à-dire fils de Beau Pierre-Nicolas.

Dès les premiers temps de l'annexion, aussitôt que la nouvelle administration eut été établie, M. le sous-préfet de Thonon s'empressa d'aller visiter Morzines.

La gravité de la situation ne pouvait lui échapper ; aussi plein de charité que de zèle et d'activité pour le bien de ses administrés, il s'empressa de solliciter de l'autorité supérieure les plus prompts secours.

Avant de rien entreprendre, il fallait être bien fixé sur la véritable nature du mal ; dans ce but, au mois de septembre 1860, l'honorable M. Arthaud, médecin en chef des aliénés de Lyon, fut envoyé à Morzines.

Après avoir fait connaître son opinion sur la maladie, cet habile aliéniste dit, dans on remarquable rapport, que la constitution des habitants est bonne, que les scrofules sont rares ; que malgré toutes ses recherches, il n'a pu découvrir qu'un seul cas d'épilepsie et un d'im-bécillité. Mais M. Arthaud n'a passé que très peu de jours dans ce pays, il n'a dû voir qu'une trop faible partie de la population, et il est très difficile d'obtenir des renseignements sur les familles.

Un séjour prolongé, des visites successives et journalières dans chaque maison à peu près, m'ont permis d'arriver à d'autres constatations.

Les habitants de Morzines sont doux, honnêtes et d'une grande piété ; il serait peut-être plus vrai de dire d'une grande dévotion.

Ils sont entêtés et renoncent difficilement à une idée qu'ils ont adoptée ; ce qui à bien d'autres inconvénients ajoute celui de les rendre processifs : autre source de gêne et de misère, car les conciliations sont rares : mais ce n'est que par exceptions bien éloignées que la justice criminelle trouve chez eux des justiciables.

Ils ont un air grave et sérieux qui semble un reflet de l'âpre nature qui les entoure, et qui leur imprime une sorte de cachet particulier qui les ferait prendre pour les membres d'une vaste communauté religieuse ; leur existence en effet diffère peu de celle d'un couvent.

Ils seraient intelligents, si leur jugement n'était obscurci par une foule de croyances absurdes ou exagérées, par un entraînement invincible vers le merveilleux, que leur ont légué les siècles passés et dont n'a pas su les guérir le siècle présent.

Tous aiment les contes, les histoires impossibles ; bien que foncièrement honnêtes, il en est qui mentent avec un aplomb imperturbable pour soutenir ce qu'ils ont avancé en ce genre : si bien qu'ils finissent, j'en suis persuadé, par mentir de bonne foi, par croire à leurs propres mensonges sans cesser de croire à ceux des autres. Pour être juste, il faut dire que le plus grand nombre ne ment même pas, on ne fait que raconter inexactement ce qu'on a vu ; ainsi que l'a écrit M. Paul de Rémusat, chacun juge avec son esprit, ses qualités, ses défauts, ses espérances et ses craintes.

Vers le milieu du xvie siècle, Lambert Danneau disait: « Au pays de Savoie et aux environs, les sorciers sont si » épais, qu'on ne peut les dénicher... »

Boguet, juge à Saint-Claude, indique aussi ce qu'ils étaient à la fin du même siècle : « La Savoie, dit-il, nous » envoie tous les jours une infinité de personnes qui » sont possédées des démons; les principaux sorciers » que nous avons fait brûler en étaient originellement » sortis... »

Une lettre qui m'a été remise, timbrée de Chambéry, et dont l'auteur n'a pu être trouvé, prétend, sans dire où a été puisé ce renseignement, qu'en 1707 Morzines a été visitée déjà par une épidémie semblable à celle qui y règne aujourd'hui.

La conviction qui a dicté les paroles de Danneau et de Boguet est encore celle de tout le monde à Morzines : c'est que cette pauvre population, restée dans son isolement et ses solitudes, est toujours ce qu'elle était alors, elle n'a rien oublié et personne ne lui a jamais rien appris.

On a dit que les émigrants ont l'habitude de rapporter de leurs voyages des livres de sorcellerie et de magie, le *Grand* et le *Petit Albert*, etc., etc., qui flattent leurs croyances et les entretiennent.

Malgré mes tentatives réitérées, je n'ai pu découvrir un seul de ces livres.

Qu'ils existent ou non, si l'on veut se rappeler combien est petit le nombre de ceux qui savent lire, il sera difficile d'attribuer à ces livres toute l'influence qu'on a voulu leur donner sur l'invasion de la maladie qui fait le sujet de cette relation.

Les causes vraies et surtout déterminantes de cette

maladie ressortiront du seul exposé des faits, je n'ai donc point à les énumérer d'avance.

S'il en est qui peuvent faire peser sur quelques personnes une certaine responsabilité, je le regrette : bien que cette responsabilité ne soit imputable qu'à des erreurs et à des imprudences; bien qu'elle ne puisse, comme les faits l'établiront encore, atteindre que les individualités qui ont commis ces erreurs et ces imprudences, j'aurais voulu ne pas avoir à les indiquer, mais m'était-il possible de dire l'effet sans dire aussi les causes?

II

Début de la maladie. — Procès-verbaux constatant sa prétendue nature.

Dans le courant du mois de mars 1857, des accidents d'apparence extraordinaire se manifestèrent chez deux petites filles très pieuses et d'une intelligence précoce, blondes, d'un aspect chétif, mais cependant jusque-là bien portantes.

Changeant de formes, sinon de nature, ces accidents devinrent bientôt de véritables crises convulsives, accompagnées de phénomènes que personne, suivant la croyance locale, ne pouvait ni comprendre ni expliquer, et qui, gagnant de proche en proche, se reproduisirent sur un grand nombre d'enfants, de jeunes filles et de femmes. — Ces phénomènes devinrent promptement une cause de craintes et de terreurs.

Observés, commentés par divers témoins, ils ont été résumés et décrits dans une pièce que je crois devoir transcrire en entier :

« Nous soussignés..., déclarons qu'ayant entendu
» parler des faits extraordinaires présentés comme des
» possessions des démons qui avaient lieu à Morzines,
» nous nous sommes transportés dans cette paroisse, où

» nous sommes arrivés le 30 septembre dernier, pour
» être témoins de ce qui s'y passe et pour examiner tout
» cela avec maturité et prudence, en nous éclairant par
» tous les moyens que fournit la présence sur les lieux,
» à l'effet de pouvoir former un jugement raisonnable
» en pareille matière.

» 1° Nous avons vu huit enfants qui sont délivrées et
» cinq qui sont en état de crise; la plus jeune de ces
» enfants a dix ans et la plus âgée vingt-deux.

» 2° D'après tout ce qu'on nous a dit et ce que nous
» avons pu observer, ces enfants sont dans l'état de
» santé le plus parfait; elles font tous les ouvrages et
» les travaux que demande leur position, de sorte qu'on
» ne voit pour les autres habitudes et les occupations
» aucune différence entre elles et les autres enfants de
» la montagne.

» 3° Nous avons vu ces enfants, les enfants non gué-
» ries, dans les moments lucides; or nous pouvons
» assurer que rien n'a pu être observé en elles, soit en
» fait d'idiotisme, soit en fait de prédispositions aux
» crises actuelles, par des travers de caractère ou par
» un esprit exalté. Nous appliquons la même observa-
» tion à celles qui sont guéries. Toutes les personnes
» que nous avons consultées sur les antécédents et les
» premières années de ces enfants, nous ont assuré que
» ces filles étaient, sous le rapport de l'intelligence, dans
» le plus parfait état.

» 4° Le plus grand nombre de ces enfants appartient
» à des familles qui sont dans une honnête aisance de
» fortune.

» 5° Nous assurons qu'elles appartiennent à des fa-
» milles qui jouissent d'une bonne réputation, et qu'il y
» en a parmi elles dont la vertu et la piété sont exem-
» plaires.

» Passons maintenant aux faits plus ou moins ex-
» traordinaires dont nous avons été témoins, ou qu'on
» nous a certifiés :

» 1° Ces enfants parlent la langue française pendant
» leurs crises avec une facilité étonnante, même celles
» qui, hors de là, n'en savent que quelques mots.

» 2° Ces enfants, une fois dans leurs crises, perdent
» complétement toute réserve envers qui que ce soit ;
» elles perdent aussi complétement toute affection de
» famille.

» 3° La réponse est toujours si prompte et si facile,
» qu'on dirait qu'elle vient au-devant de l'interrogation ;
» cette réponse est toujours *ad rem*, excepté quand le
» parleur répond par des bêtises, par des insultes ou
» un refus affecté.

» 4° Pendant la crise le pouls reste calme, et dans la
» plus grande fureur, le personnage a l'air de se possé-
» der comme quelqu'un qui appellerait la colère à son
» commandement, sans ressembler aux personnes exal-
» tées ou prises d'un accès de fièvre.

» 5° Nous avons remarqué pendant les crises une
» insolence inouïe qui passe toute expression, dans des
» enfants qui, hors de là, sont douces et timides.

» 6° Pendant la crise, il y a dans toutes ces enfants
» un caractère d'impiété permanent porté au delà de
» toutes les limites, dirigé contre tout ce qui rappelle

» Dieu, les mystères de la religion, Marie, les saints, les
» sacrements, la prière, etc., etc. ; le caractère domi-
» nant dans ces moments affreux, c'est la haine de Dieu
» et de tout ce qui s'y rapporte.

» 7° Il nous est bien constaté que ces enfants ré-
» vèlent des choses qui arrivent au loin, ainsi que des
» faits passés, dont elles n'avaient aucune connaissance;
» elles ont aussi révélé à plusieurs personnes leurs pen-
» sées.

» 8° Elles annoncent quelquefois le commencement,
» la durée et la fin des crises, ce qu'elles feront plus
» tard et ce qu'elles ne feront pas.

» 9° Nous savons qu'elles ont donné des réponses
» exactes à des questions à elles adressées en langues à
» elles inconnues, allemand, latin, etc.

» 10° Ces enfants ont, dans l'état de crise, une force
» qui n'est pas proportionnée à leur âge, puisqu'il faut
» trois ou quatre hommes pour tenir, pendant les exor-
» cismes, des petites filles de dix ans.

» 11° Nous avons la certitude que plusieurs de ces
» enfants ont fait des choses qui paraissent évidemment
» contre les lois de la nature, par exemple, grimper
» avec une facilité et une rapidité sans exemple au-
» dessus de l'extrême pointe ou rameau d'arbres de 40
» à 50 mètres de hauteur, d'y faire la culbute, ou bien
» de sauter de là à un autre arbre éloigné de plusieurs
» mètres, de descendre la tête en bas, de se tenir d'un
» pied sur l'extrême pointe d'un arbre, et de l'autre,
» sur celle d'un autre arbre.

» 12° Il est à remarquer que pendant la crise, les en-

» fants ne se font aucun mal, ni par les contorsions qui
» semblent de nature à disloquer leurs membres, ni par
» les chutes qu'elles font, ni par les coups qu'elles se
» donnent en frappant avec violence.

» 13° Il y a toujours pendant la crise, quand on in-
» terroge le personnage, il y a toujours invariablement
» dans ses réponses la distinction de plusieurs person-
» nages : *la fille et lui, le démon et le damné*.

» 14° Hors de la crise, ces enfants n'ont aucun sou-
» venir de ce qu'elles ont dit ou de ce qu'elles ont fait;
» soit que la crise ait duré même toute la journée, soit
» qu'elles aient fait des ouvrages prolongés ou des com-
» missions données dans l'état de crise.

» 15° Une dizaine de ces enfants est délivrée par la
» vertu des exorcismes qui ont eu lieu à l'église, et
» d'autres ne sont pas entièrement guéries.

» 16° Parmi les enfants guéries, il y en a qui n'ont
» fait aucuns remèdes naturels; d'autres ont pris des
» calmants qui ont produit des effets contraires à ceux
» qu'ils devaient produire.

» 17° Nous avons remarqué, soit dans les enfants,
» soit dans les parents, soit dans la population, soit dans
» les ecclésiastiques qui ont examiné la chose avec ma-
» turité, une conviction invincible que ce n'est pas une
» maladie naturelle, qui doive être guérie par des re-
» mèdes humains.

» 18° Il y a eu impatience et mécontentement dans
» la population de Morzines, jusqu'à ce qu'on ait em-
» ployé des prières spéciales pour la guérison des en-
» fants; il y a maintenant un grave ennui et une grave

» inquiétude de ce que ces prières ont été suspendues.

» Pour conclure, nous dirons :

» Que notre impression à nous, est que tout cela est » surnaturel, dans la cause et dans les effets ; d'après » les règles de la saine logique, et d'après tout ce que » la théologie, l'histoire ecclésiastique et l'Évangile nous » enseignent et nous racontent,

» Nous déclarons que, selon nous, il y a là une véri- » table possession du démon.

» En foi de quoi,

» *Signé* ***.

» Morzines, 5 octobre 1857.

» *P. S.* Nous déclarons, en outre, que nous sommes » venus à Morzines sans être appelés ni avertis par » M. le curé, mais par notre propre impulsion ; pendant » notre séjour, qui n'a été que de cinq jours, nous n'avons » été influencés par personne, et c'est de notre propre » mouvement que nous avons pris ces notes et donné » cette déclaration.

» Celui qui écrit ces lignes déclare qu'il a trouvé une » parfaite ressemblance entre les crises des filles possé- » dées à Morzines et celles d'une autre fille possédée » qu'il a vue en France, dans l'Ardèche, en 1839. »

Une autre pièce du même genre suivit bientôt celle-ci. Le 4 novembre, des personnes également étrangères à la localité, et dont la condition élevée pour les unes, le caractère, le savoir même pour les autres, devaient augmenter l'autorité, signaient aussi un procès-verbal, par lequel elles confirment et adoptent tout ce qui est énoncé dans le premier. Nous verrons plus tard ce que valent certains faits admis comme réels.

Ces procès-verbaux prennent le mal à une époque déjà éloignée de son apparition ; il est nécessaire de revenir en arrière pour savoir comment il a commencé et comment il s'est propagé.

III

Récit des père et mère des premières malades.

Deux petites filles, avons-nous dit, ont été les premières malades ; le récit suivant, fait par le sieur G. P..., père de l'une de ces enfants et confirmé par un grand nombre de personnes, reproduit fidèlement ce qu'elles éprouvèrent :

« La petite Perronne T..., âgée de dix ans, fille de mon voisin, devait faire prochainement sa première communion, ce qui lui causait une grande joie, elle ne parlait que de son bonheur ; un jour, en sortant de l'église, d'où elle venait de se confesser, c'était le 14 mars 1857, elle vit retirer de la rivière une autre petite fille qui avait failli se noyer.

» Cet accident parut l'impressionner, lui faire peur ; elle se rendit néanmoins en classe chez les sœurs, mais, quelques heures après, elle tomba comme morte dans son banc : on la rapporta chez elle, et cet état dura plusieurs heures.

» Trois ou quatre jours après, elle éprouva la même chose à l'église, puis au bout de quatre ou cinq jours encore chez elle, et enfin de temps en temps par la suite.

» Vers le commencement de mai, ma seconde fille,

Marie, du même âge qu'elle, et devant aussi faire sa première communion, était allée garder les chèvres avec Perronne, qui fut prise de son mal ordinaire. Ma fille tomba dans le même état ; on les trouva étendues par terre, serrées l'une contre l'autre, et on les transporta sans qu'elles parussent s'en apercevoir.

» Après une heure environ, ma fille se réveilla et dit qu'elle avait faim ; on lui donna du pain, mais elle ne put manger.

» Le lendemain, elles retournèrent ensemble faire paître leurs chèvres au même endroit, et elles furent encore prises du même accident. Averti, j'allai chercher la mienne et l'emportai ; en reprenant connaissance, elle paraissait n'avoir aucun souvenir de ce qui lui était arrivé et disait : « Comment se fait-il que je sois ici, » j'étais avec mes chèvres... »

» A partir de cette époque, le mal la prit cinq et six fois par jour ; il en fut de même de sa camarade ; mais pour l'une et l'autre ce ne fut plus de la même manière.

» Elles restaient immobiles, tournaient les yeux vers le ciel, puis tendaient les bras en haut, avaient l'air de recevoir quelque chose, faisaient les mouvements de quelqu'un qui ouvre et lit une lettre : cette prétendue lettre paraissait leur faire tantôt un grand plaisir, tantôt leur inspirer un profond dégoût. Après cela elles faisaient comme si elles repliaient le papier et le rendaient au messager invisible qui l'avait apporté. Bientôt après, revenant à elles, elles racontaient qu'elles avaient reçu une lettre de la sainte Vierge, qui leur disait des choses bien aimables ; que, sur son invitation, elles avaient été dans le Paradis, que c'était bien beau.

» Quand la lettre avait déplu, elles disaient qu'elle venait de l'enfer. Ma fille manquait rarement dans ces occasions de dire qu'elle avait des serpents sur son chapeau, ce qui lui causait une grande frayeur, et elle demandait vivement qu'on l'en délivrât.

» Peu à peu les crises changèrent encore de forme ; les enfants se mirent à gesticuler, à tourner rapidement leurs mains l'une autour de l'autre, à parler, crier, jurer, et à faire toutes sortes de contorsions.

» Je demandai à ma fille si personne ne l'avait *touchée;* elle me répondit qu'un jour, en se rendant à l'école, une vieille femme des Gest (commune voisine) l'avait touchée à l'épaule.

» Perronne T... a dit la même chose, mais elle a dit plus tard que c'était Chauplanaz (un des habitants) qui lui avait donné son mal.

» Toutes deux commencèrent à faire des prédictions.

» Perronne disait que mes deux autres filles auraient la même maladie dans trois semaines.

» Ma fille dit à son tour que le père de Perronne l'aurait aussi, et qu'il en mourrait.

» Ces prédictions se sont réalisées.

» La plus jeune de mes filles, âgée de neuf ans, a été prise au milieu de mai. Elle est d'abord tombée sans connaissance comme sa sœur au commencement, les crises sont venues peu après : quand elles la prenaient, elle criait, ses yeux se tournaient sans cesse ; elle se sauvait de la maison et allait grimper sur les arbres.

» Elle a été malade dix-huit mois, et c'est moi qui l'ai guérie.

» Un jour qu'elle était sur les plus hautes branches d'un prunier, je suis monté après elle en feignant d'être bien en colère et disant : Il y en a assez de ces filles malades, je veux débarrasser le pays de celle-ci ; il faut que je la tue. Aussitôt elle me répondit, ou le diable par sa bouche : « Je me f... bien de toi, s..... ch...gne. » Je la saisis par un pied et la tirai comme si je voulais la précipiter en bas ; alors elle reprit : « Ne fais pas de mal » à la fille ; je vais la *déprendre*, je ne la tourmenterai » plus et elle ne montera plus sur les arbres. »

» Depuis elle a été guérie.

» Ma fille aînée, Julienne, qui avait quinze ans, devint malade vers la fin du même mois de mai ; mais le mal ne commença pas du tout comme chez les autres, elle a eu des crises tout de suite. Un jour, étant dehors, elle sentit une grande douleur à la cuisse droite au-dessus du genou ; en y regardant, elle vit qu'elle avait une énorme plaie en travers de la cuisse. Elle eut aussitôt une crise très violente et continua d'en avoir presque tous les jours ; elle avait mal à l'estomac, et disait qu'elle sentait quelque chose qui lui remontait de l'estomac à la gorge et l'étranglait, que c'étaient des diables, qu'elle en avait sept, et elle disait leurs noms.

» Elle parlait beaucoup dans ses crises, prêchait et annonçait qu'on en verrait bien d'autres, que toute la commune y passerait.

» Dans les premiers jours de sa maladie, voulant savoir comment était venue la plaie qu'elle avait à la cuisse, je dis pendant une de ses crises :

» — Comment la fille s'est-elle fait cette coupure ?

» Un diable me répondit : — C'est moi qui l'ai coupée avec ma hache.

» — Qui, toi ? repris-je.

» — Moi, le bûcheron, etc., etc.

» Nous avons employé plusieurs remèdes pour cette plaie, pendant une douzaine de jours, mais elle ne guérissait pas.

» Pendant une autre crise, je dis à ce bûcheron :

» — Tu as fait le mal, tu pourrais bien le guérir, que faut-il faire ?

» — On a fait trop de choses à la fille, dit-il, il ne faut plus rien faire, et dans quarante-huit heures elle sera guérie.

» Nous avons suivi le conseil, et après le temps indiqué, on ne *voyait plus trace* de la plaie. (Cette plaie s'était produite, comme il est facile de le deviner, dans une première crise, passée sous silence, mais que des témoins m'ont attestée.)

» Pendant quelques jours, mes trois filles ont été muettes, elles ne se faisaient comprendre que par signes.

» J'ai dit comment j'avais guéri la plus jeune. Pour les deux autres j'ai tout essayé : je suis allé chercher des remèdes chez des médecins de Genève, de Lausanne ; je les ai conduites chez les capucins de Saint-Maurice qui les ont exorcisées ; on les a exorcisées ici, rien n'y a fait : elles ont guéri sans que je sache comment, plus de trois mois après qu'on eut cessé de faire quoi que ce fût. »

La veuve T..., mère de Perronne et de cinq autres enfants, confirme ce récit, particulièrement en ce qui concerne sa fille.

Cette femme, âgée de cinquante et un ans, assure que c'est elle-même qui a été la première malade bien avant sa fille ; que dès le mois de septembre 1856 elle avait des douleurs d'estomac, des spasmes, et enfin des convulsions, mais qu'elle avait toujours caché sa position, que personne ne l'avait connue ; elle était alors au temps de la ménopause.

Elle affirme que dans sa jeunesse elle n'avait jamais rien eu de semblable, et ne sait à quoi attribuer ce qu'elle a éprouvé.

Peu après sa fille Perronne, deux autres de ses filles, furent atteintes dans le même temps que les jeunes P...; ensuite ce fut un de ses fils, et enfin son mari.

Aussi longtemps qu'ils ont été malades, elle n'a rien senti, le mal de ses enfants lui faisait oublier le sien ; mais depuis, elle a recommencé à souffrir de l'estomac sans avoir de crises.

T... (Joseph), âgé de douze ans, d'une bonne santé, très intelligent, ayant commencé ses études dans un séminaire, est tombé malade au commencement de juin.

Voyant un jour ses trois sœurs en crise, il devint tout à coup comme égaré, s'empara d'un bâton et s'en alla au milieu du ruisseau voisin; il y resta au moins un quart d'heure à battre l'eau et à retourner les cailloux ; il se laissa ramener sans la moindre résistance.

Peu de jours après, il se plaignit de douleurs épigastriques et commença à avoir des crises.

Plus tard, c'était en revenant de l'enterrement de son père, il en eut une pendant laquelle il monta sur un énorme sapin, sur lequel *personne n'aurait pu monter ;* arrivé à la cime, il en cassa l'extrémité la plus déliée, la flèche, et se plaça la tête en bas sur le sommet en chantant et gesticulant.

Sa mère et son frère aîné, quelques autres personnes aussi (ce qui pour ces dernières n'est pas bien démontré, je dirai pourquoi), l'aperçurent dans cette position périlleuse, où on ne lui voyait *que les jambes*, dit la mère.

Son frère, qui ne se rendait pas bien compte de son état, lui intima l'ordre de se taire et de descendre, en lui disant que ce n'était pas le moment de s'amuser quand on venait d'enterrer son père.

A cette injonction, l'enfant sembla se réveiller; en voyant où il était, il fut pris d'une grande frayeur, et, éperdu, appelait à son secours.

Le frère, se ravisant alors, s'écria : « Diable, *reprends* vite cet enfant pour qu'il puisse descendre. » La crise recommença, l'enfant cessa de crier, d'avoir peur, et descendit la tête en bas avec la rapidité d'un écureuil.

T... (Claude), père du précédent, reçut un jour, de sa fille Perronne en crise, un coup de coude si violent dans le creux de l'estomac, qu'il en fut renversé. Il était déjà fort affligé de l'état dans lequel il voyait quatre de ses enfants; mais, à partir de cet accident, il devint de plus en plus triste, *et fut pris par la maladie*. Il n'a jamais eu de crise cependant, mais il ne pouvait pas manger, se plaignait de l'estomac, sans vomir jamais, et maigrissait à vue d'œil. Il ne voulait voir personne; quand quelqu'un cherchait à le voir, il se cachait; il aurait bien voulu manger, mais dès qu'il approchait quelque chose de sa bouche, *le diable l'empéchait* d'aller plus loin. J'ai tenté, dit la femme T..., de lui mettre moi-même des aliments cans la bouche, mais il serrait les dents.

« La petite P... avait dit qu'il ne mangerait rien, mes enfants l'avaient prédit également, et il est mort après trois mois de maladie, réduit à l'état de squelette. »

Je crois inutile de multiplier ces observations, ces narrations plutôt, dictées par les malades ou leurs parents; toutes se ressemblent à peu près : celles qui offriront quelques particularités trouveront leur place plus loin.

IV

Propagation de la maladie et de l'idée de possession. — Exorcismes. — Ils accroissent le nombre des malades.

Depuis le début de la maladie, mars 1857, jusqu'au mois de novembre suivant, c'est-à-dire dans l'espace de sept ou huit mois, vingt-sept personnes furent atteintes.

Ce n'étaient d'abord que des enfants de dix à quinze ans, mais bientôt aucun âge ne parut exempt ; les jeunes filles fournirent toujours cependant le plus fort contingent.

Sur ces vingt-sept malades, neuf appartiennent aux deux familles T... et P... ; les autres se répartissent sur divers points de la commune, mais principalement dans le voisinage des premières.

Dans les maisons où il y avait plusieurs filles ou femmes, il était rare, si l'une devenait malade, que les autres ou quelqu'une d'entre elles ne le devînt pas aussi.

Les unes tombèrent malades tout à coup, disent-elles ; les autres, ce fut le plus grand nombre, éprouvèrent des malaises prodromiques, tels que maux d'estomac, inappétence, surtout pour leurs aliments habituels, une grande répugnance pour le travail, pour la prière, pour se rendre à l'église.

Les crises ne débutèrent plus comme chez les deux premières enfants, par un état extatique ; mais comme elles, plusieurs eurent des hallucinations et enfin des convulsions; toutes éprouvèrent la sensation d'un corps qui, s'agitant dans leur estomac, remontait à la gorge et les étouffait, les étranglait : pour elles, c'était un ou plusieurs diables.

Les unes avouent qu'elles ignorent comment le mal leur est venu ; quelques-unes assurent même que tant qu'elles se sont bien portées, elles ne croyaient pas beaucoup à la possession de leurs compagnes, mais que le mal les a bien obligées à y croire. En général, toutes l'attribuent à un regard, un attouchement, un maléfice de tel ou tel individu qu'elles accusent de sorcellerie.

La nommée B..., femme B..., âgée de trente-deux ans, aperçoit subitement devant elle un inconnu qui n'existe que dans son imagination déjà malade et dont elle a peur.

La fille B... (Jeanne), âgée de seize ans, entend une voix qui part de son estomac, qui lui crie que Chauplanaz lui a donné le mal, et qui dit : La fille ne mangera pas..., ne priera pas... Et elle ne peut plus ni prier, ni manger.

B... (Françoise), âgée de dix-huit ans, voit un individu qui la regarde par un trou qui existe dans une porte; dès qu'elle fixe ses yeux sur lui, il se transforme en oiseau et s'envole.

Ch... (Marie), âgée de trente ans, célibataire, rencontre Jean Berger, qui la regarde de travers... Et ainsi des autres.

D'autres n'ont eu des crises que parce qu'elles voyaient passer tous les soirs, devant chez elles, ou qu'elles ont rencontré sur leur chemin, un gros chien noir qui, d'après ce qui se disait, n'était que Chauplanaz métamorphosé.

Est-il possible d'accepter pour vrai ce que disent plusieurs de ces femmes, qu'avant les événements auxquels elles attribuent l'invasion de leur mal, elles étaient dans un état de santé parfaite? Sans doute, elles pouvaient ne pas souffrir; mais si elles n'éprouvaient pas de douleurs physiques, le mal moral existait déjà, et beaucoup l'avouent en convenant que, bien avant de rien sentir, elles étaient inquiètes, tourmentées par la crainte d'*avoir la maladie.*

Je n'applique pas cette réflexion aux seules malades que je viens de citer, leurs hallucinations avouées parlent assez haut, mais à toutes les autres.

C'est toujours une des causes que je viens de signaler tout à l'heure, d'après les malades, qui provoque l'apparition des crises.

Ce sont toujours cinq ou six individus, mais principalement les nommés Jean Berger et Chauplanaz, qui, par leurs maléfices, donnent le mal.

Dès cette première période de la maladie, se produisirent tous les prétendus prodiges qui établirent seuls, dit-on, la conviction de la possession.

Quelques années auparavant, dans le village voisin d'Essert-Roman, en 1852 ou 1853, une petite fille de dix ans, Sylvie T..., avait été, dit-on, dans le même état que les malades de Morzines; conduite à Besançon, elle y fut déclarée possédée et guérie par des exorcismes. — La mère de cette enfant vint ou fut amenée à Morzines, et affirma, en voyant les malades, qu'elles étaient absolument comme avait été sa fille, et par conséquent possédées comme elle.

Les esprits étaient trop bien préparés pour que cette déclaration ne produisît pas son effet.

Si l'on s'est trop hâté de prononcer le mot de *possession ;* si l'on a eu le tort de décrire ce que font, ce que disent les possédés ; si bien des choses, enfin, dictées par des appréciations erronées et une ardeur trop peu contenue, ont été faites et dites, les rivalités, les petites haines, ne tardèrent pas à leur venir en aide.

Les uns recommandaient charitablement de ne pas passer ou de ne pas s'arrêter devant telle ou telle maison ; peu de jours après, les habitants de ces maisons étaient déclarés sorciers par les malades.

D'autres excitaient les malades, les enfants particulièrement, et provoquaient par des récompenses des réponses compromettantes, toujours accueillies comme des révélations, contre les objets de leur inimitié.

Il n'en fallait pas tant pour généraliser une croyance vers laquelle on ne penchait que trop, et les malades, à mesure que leur nombre augmentait et en raison de l'infaillibilité qu'on voulait bien leur prêter, devenaient, comme il avait été dit, de très bons missionnaires pour convertir les quelques retardataires qui se montraient encore récalcitrants à l'idée de possession.

Convaincu comme on l'était, on n'avait pas tardé à

parler d'exorcismes ; les habitants eux-mêmes, assure-t-on, les réclamaient hautement.

Monseigneur Rendu, alors évêque d'Annecy, consulté et sollicité de les autoriser, s'y refusa constamment, ne voyant dans les soi-disant possédées que ce qu'elles étaient, de pauvres malades.

Comme autrefois le cardinal de Lyon au curé de Chinon, peut-être a-t-il dit au curé de Morzines : « Ne voyez-» vous pas que, quand bien même ces filles ne seraient » pas possédées, elles croiraient l'être sur votre parole.»

Cependant, des exorcismes ont été pratiqués dès les premiers mois : l'un des procès-verbaux, celui qui porte la date du 5 octobre 1857, dit : une dizaine de ces enfants, délivrées par la vertu des exorcismes..., etc., etc.

On exorcisait partout et souvent ; et comme si ce n'était pas assez d'exorciser les personnes, les animaux qui devenaient malades, ce qui doit arriver fréquemment dans les étables que j'ai décrites, ce qui devait arriver plus facilement encore par défaut de soins, dans les maisons des *possédées*, les animaux étaient eux-mêmes reconnus possédés et exorcisés comme tels.

Jusqu'au mois de février 1858, le nombre des malades ne dépassa pas le chiffe déjà indiqué, vingt-sept. Dix-sept étaient déjà guéries par la vertu des exorcismes, dit-on, ce qui n'est pas tout à fait exact, car la jeune Pl... avait été guérie par les menaces de son père, et il en fut ainsi de plusieurs autres, notamment de Julienne L... : son père, la saisissant par les cheveux et brandissant une hache, dit qu'il allait lui couper le cou, si sa crise ne finissait pas à l'instant et si elle en devait avoir d'autres. La crise finit et ne se renouvela pas.

Un autre homme, qui venait de chauffer son four, feignit d'y jeter sa fille; la guérison fut instantanée et radicale.

Le sieur M... guérit sa fille une première fois, en lui promettant un habillement neuf; une autre fois, en la menaçant de l'enchaîner dans sa cave.

Quelques autres guérirent spontanément.

L'autorité ecclésiastique, aussi prudente qu'éclairée, n'avait pas autorisé et avait même interdit les exorcismes, qui furent suspendus; mais, vers le même mois de février, monseigneur Rendu, étant déjà trop malade pour s'occuper de l'administration de son diocèse, ils furent repris, et l'on décida qu'ils seraient généraux et publics.

Au jour convenu, toute la commune étant réunie dans l'église, on commence la cérémonie; mais aussitôt un affreux bouleversement se produit, on ne voit plus que convulsions sur tous les points, on n'entend plus que des cris, des jurements, des coups frappés sur les bancs, des invectives et des menaces adressées aux exorcistes.

A en juger par ce que disent les témoins, ce fut une véritable répétition des scènes de Sainte-Croix de Loudun; mais comme on n'avait pas les mêmes moyens à sa disposition, il fallut renoncer à ces grandes solennités dont on avait tant espéré, et revenir aux exorcismes individuels, qui furent continués pendant un an ou dix-huit mois, jusqu'au moment où l'autorité civile les défendit à son tour.

A partir de ces essais d'exorcismes généraux, la maladie fit de rapides progrès, et le nombre des malades alla chaque jour en augmentant dans une proportion jusque-là inconnue.

Avant de s'arrêter absolument et définitivement à l'idée de possession, avait-on cherché à savoir au moins s'il n'y avait pas quelque autre moyen de se rendre à peu près compte des phénomènes que l'on avait sous les yeux?

En aucune façon.

Il y a eu des avis *pour*, mais les avis contraires n'ont pas manqué, et soit qu'ils eussent été pesés ou comptés, les derniers auraient dû l'emporter; car parmi eux se trouvait celui de monseigneur Rendu, et ceux de tous les ecclésiastiques éclairés des alentours de Morzines.

Dès le principe, deux médecins qui exercent concurremment dans la commune, visitèrent les malades et tentèrent de leur administrer quelques médicaments, de leur faire suivre un traitement; tout échoua, et, loin d'améliorer, parut aggraver la situation de chacun. Ce résultat fut fâcheux, car il confirma les idées admises : que les remèdes ne pouvaient rien, etc.; d'autant plus que l'un de ces médecins, fort lié avec M. le curé, ne tarda pas, bien moins par conviction que pour ne pas froisser une vieille amitié, à avouer son impuissance, en renvoyant les malades aux prêtres, plus compétents que lui, disait-il.

L'autre, persistant à ne voir qu'une maladie nerveuse, fut traité d'incrédule et d'impie.

Cette divergence, pour des esprits moins prévenus, je parle de ceux auxquels appartenait la direction de l'opinion, aurait pu faire naître un doute; mais les idées étaient trop arrêtées, et elle ne les modifia pas plus que ne le firent les sages conseils qui vinrent après.

Au mois d'octobre, l'autorité piémontaise avait donné mission à M. le docteur Tavernier, de Thonon, d'aller étudier cette maladie, et d'indiquer les moyens à lui opposer. Ce médecin, qui justifie pleinement l'excellente réputation dont il jouit, caractérisa très judicieusement le mal, conseilla quelques remèdes, mais prescrivit, avant tout, l'isolement des malades, sans lequel rien ne pouvait avoir d'efficacité ; ses avis furent dédaignés.

Un peu plus tard, quelques pères de famille, qui peut-être n'étaient pas encore bien convertis à la possession et à l'infaillibilité des exorcismes, eurent la pensée de recourir au magnétisme, et se cotisèrent pour faire venir un magnétiseur renommé à Genève, M. Lafontaine. Deux d'entre eux furent délégués pour aller s'entendre et prendre jour avec lui; mais sévèrement blâmés à leur retour, ils durent renoncer à leur projet et écrire à M. Lafontaine de ne pas venir.

Un prêtre très éclairé, né à Morzines, mais habitant près d'Annecy, M. l'abbé M..., affligé de la situation dans laquelle il savait ses compatriotes, vint tenter de les tirer de leur pernicieuse erreur ; sa tentative fut sans succès, et il partit, accusé *d'être, lui aussi, un incrédule et de donner le mal.*

Ce fut ce qui arriva à quiconque voulait nier la possession.

Dans de telles conditions, chez la population que j'ai dépeinte, qui devait l'emporter de la possession ou de la maladie?

Ce devait être nécessairement la possession.

Et ceux qui, dans leur fatale et trop aveugle bonne foi, en ne sachant pas la combattre, avaient aidé à l'établir, croyant peut-être préparer à la religion un nouveau triomphe dont elle n'a aucun besoin, avaient ressuscité, emprunté à un autre âge une affreuse maladie, que la civilisation se flattait d'avoir fait disparaître à jamais :

Une épidémie d'hystéro-démonopathie.

V

**Nouvel accroissement sous l'influence des jongleries
d'un charlatan.**

A la fin de l'année 1860, le nombre total des malades
ayant eu des crises convulsives avait été de cent dix
environ, et il n'en restait pas alors plus d'une quaran-
taine, dont les crises paraissaient même moins fréquentes
et moins violentes qu'antérieurement.

Mais vers le commencement de 1861, un étranger
se disant magnétiseur vint s'installer dans la commune,
et annonça qu'il allait guérir toutes les malades. Après
avoir longtemps et toujours vainement essayé des pra-
tiques ordinaires du magnétisme, il eut recours, croyant
mieux réussir, à des scènes ridicules et burlesques, qui
pouvaient bien agir sur les pauvres intelligences auxquelles il s'adressait, mais qui amenèrent un résultat
tout opposé à celui qu'il avait espéré.

L'une de ces scènes, celle dont l'auteur attendait le
plus d'effet, peut donner un aperçu de l'état des esprits :
un vieux prêtre interdit, nommé C..., habitant près
de Genève, mais ayant toutefois résidé à Morzines,
où il avait laissé d'implacables inimitiés, était depuis
longtemps accusé d'être le premier auteur de tout
le mal et le chef de tous les sorciers, qu'il faisait
agir par procuration ; il fut décidé qu'il fallait s'en dé-
faire, sa mort devait réduire ses auxiliaires à l'impuis-

sance : plus de sorciers, plus de maladie ; morte la bête, mort le venin.

Pour atteindre ce but, on partit une nuit en grand nombre, les uns armés, les autres portant des torches ; on devait être à minuit dans une chapelle bâtie par cet abbé C..., tombée en ruine avant d'avoir été achevée et située dans un lieu complétement désert et sauvage, sur le bord du petit lac de Montrion, à 6 ou 8 kilomètres de Morzines.

Là, on éventra un chien dont on arracha le foie ; ce foie fut lardé à coup de sabres et enterré au milieu de la chapelle, chargé de toutes les malédictions des assistants, avec force signes et paroles cabalistiques de l'opérateur.

Ce foie représentait celui de C..., les blessures qui lui avaient été faites, celui de C... *les avait reçues*. Chaque coup, on en avait compté dix-huit, ne lui laissait qu'un jour d'existence ; dans dix-huit jours, C... devait être mort.

Cette réminiscence des envoûtements du moyen âge fut aussi innocente que l'avaient été ceux-ci, quand on ne leur venait pas un peu en aide. Mais le dix-huitième jour, qui devait être le dernier de C..., une vieille fille, la nommée Jeanne B..., ne doutant point qu'il fût mort et damné, sentit son âme devenue démon faire irruption dans son estomac, et depuis, dans ses crises, elle distingue, entre tous les autres démons qui la tourmentent, quand c'est C... qui la *travaille ;* hors des crises, sa conviction n'est pas moindre, bien qu'on lui répète souvent que C... est vivant.

D'autres malades ne doutent point qu'elle ne dise vrai, et des gens qui ne comptent pas parmi les malades, moins positifs, croient seulement que pour se venger de la cérémonie par laquelle on a *voulu le faire périr*, C... a tout au moins envoyé chez cette pauvre fille un diable à son image.

Toutes ces sottises ne firent que surexciter encore les esprits, apporter un appoint aux croyances et accroître le nombre des malades; quelques cas nouveaux se déclarèrent, et des personnes calmes depuis longtemps éprouvèrent des rechutes : de cent dix, le nombre total des malades convulsionnaires se trouva porté à cent vingt.

VI

Mon arrivée. — État de la population. — Nombre et âge des malades. — La crise. — Symptômes particuliers à quelques malades.

Arrivé à Morzines le 26 avril, je trouvai la population entière dans un état de dépression difficile à dépeindre ; tout le monde était dans un découragement profond, et chacun vivait dans la crainte incessante de se voir, lui ou les siens, envahi par quelques diables.

Le conseil municipal, presque à l'unanimité, se crut obligé, dans sa bonne foi, de me prévenir que si je n'apportais que des remèdes *naturels*, je ne réussirais point à faire disparaître la maladie. Cet abattement général n'empêchait point, provoquait au contraire par moments une grande exaltation, née de la profonde irritation qui régnait dans le cœur de tous contre les *sorciers, auteurs du mal.*

Huit jours avant mon arrivée, l'un d'eux, le sieur Jean Berger, adjoint au maire, avait été poursuivi par une bande furieuse de trente à quarante personnes, hommes, femmes, enfants, malades et bien portants, armés de fourches, de haches, de bâtons. Cette chasse dura trois heures, sans qu'aucun habitant fît la moindre tentative pour y mettre fin ; et si, par une fuite aussi rapide que périlleuse, ce malheureux n'avait réussi à s'échapper, il est probable qu'il eût payé de sa vie la sotte réputation qui lui a été faite : son zèle, son intelligence et son désintéressement à servir la commune, auraient dû lui mériter une autre récompense de ses concitoyens.

Tous les jours, des gens, honnêtes d'ailleurs, des conseillers municipaux qui m'accompagnaient dans mes courses pour me guider et m'indiquer les malades qui, le plus souvent, se cachaient ou dissimulaient leur état, m'exprimaient leurs regrets de me voir inutilement m'exposer à tant de fatigues : *car tant que l'on ne couperait pas le cou à Jean Berger, et qu'on n'en brûlerait pas deux ou trois autres sur la place, la maladie ne finirait pas.*

Si tous n'avouaient pas tout haut la même opinion, il en était peu qui ne la partageassent, et elle avait été dictée par les prétendues révélations des malades en crise, auxquelles on accorde le don d'infaillibilité, et qui ne se doutent pas qu'à une autre époque, elles eussent elles-mêmes été brûlées.

Après bien des recherches, je parvins à découvrir toutes les convulsionnaires ; elles étaient encore soixante-quatre, et se répartissaient ainsi sous le rapport de l'âge :

1.	8 ans.		5.	30 ans.
1.	11		2.	32
1.	13		2.	34
6.	17		1.	35
14.	18		2.	36
3.	19		1.	37
6.	20		3.	38
2.	22		5.	40
1.	25		2.	44
2.	26		1.	49
1.	27		1.	58
1.	29			

3 ne sont que des enfants, 16 sont mariées, 2 sont veuves et 43 sont célibataires; parmi les mariées, 6 sont dans un état de grossesse plus ou moins avancé et ont déjà eu un ou plusieurs enfants ; sur les célibataires, 12 ont de vingt-cinq à quarante-neuf ans.

Si aucun âge ne paraît préservé, c'est cependant, comme dans l'hystérie simple et sporadique, à partir de la puberté et pendant les années qui suivent immédiatement que les cas sont plus nombreux. Sur ces 64 malades, 31 ont de dix-sept à vingt-deux ans, et c'est l'âge de dix-huit ans qui paraît le plus fatal, il entre pour 14 dans ce chiffre 31.

La grossesse n'a aucune influence sur l'apparition et la marche de la maladie, pas plus que l'allaitement ; dans quelques cas, l'accouchement a paru mettre fin ou suspendre les crises, mais pas toujours.

Les nourrices qui ont des convulsions sont nécessairement de mauvaises nourrices; leur lait, très séreux, est en même temps peu abondant, et elles sont forcées de donner à manger à leurs nourrissons.

Si la grossesse n'exerce aucune influence sur les crises, les crises ne semblent pas en avoir une bien notable sur elle ; les médecins ou sages-femmes n'ont point remarqué que les avortements fussent plus fréquents, et je n'ai trouvé que deux femmes ayant avorté depuis qu'elles sont malades, l'une deux fois et l'autre une fois.

En trois ans il n'y a eu que 7 enfants mort-nés sur un total, pour le même temps, de 170 naissances ; ce qui ne donne que la proportion généralement admise de 1 mort-né sur 24 naissances.

Reste à savoir ce que deviendront plus tard les enfants conçus et nés dans de pareilles conditions.

La mortalité des enfants à la mamelle ne s'est point accrue ; d'un jour à dix-huit mois, elle a été :

	En 1858.	1859.	1860.
De.	6	18	7

La grande supériorité du chiffre de 1859 est due, m'a-t-on dit, à une épidémie très meurtrière de dysenterie qui a enlevé un grand nombre d'enfants de tout âge ; en tenant compte de cette circonstance exceptionnelle, les chiffres de ces trois années sont en parfait rapport avec ceux des années antérieures.

La mortalité générale est également restée dans ses limites ordinaires.

Pourrait-on considérer le célibat comme une cause prédisposante de la maladie régnante? S'il fallait s'en rapporter à l'expression absolue des chiffres, on devrait

le supposer en voyant 43 célibataires adultes sur 64 malades.

Pour les 31 malades de dix-sept à vingt-deux ans,
bien d'autres raisons, la jeunesse elle-même en première
ligne, peuvent être invoquées ; tout au plus pourrait-on
accuser le célibat pour les 12 filles de vingt-cinq à
quarante-neuf ans, et les 2 veuves peut-être aussi ; mais
la valeur de ce chiffre 12 ou 14 se trouve singulièrement réduite ou annihilée par cet autre chiffre :
16 femmes mariées, ayant leurs maris, des enfants, et
devenues malades après plusieurs années de mariage.

J'aurais voulu comprendre dans ces notes les 120 malades connues depuis l'origine de la maladie ; après
l'avoir tenté, j'ai dû me restreindre à celles que j'avais
sous les yeux, pour éviter des erreurs trop faciles.

Quelques-unes de ces malades étaient déjà hystériques
bien avant l'épidémie ; plusieurs avaient eu même des
attaques convulsives dont l'origine remonte à leur enfance : mais alors les malaises et les convulsions s'appelaient des maux de nerfs ; depuis l'avénement des idées
de possession, ils ont changé de nom et souvent aussi de
forme.

. Si là plupart de ces anciennes hystériques sont devenues convulsionnaires, il en est dont la situation physique ne s'est point aggravée, elles sont restées ce qu'elles
étaient ; seulement elles croient aujourd'hui connaître
la cause si longtemps ignorée de tous les maux dont elles
se plaignent, et ne font en cela que suivre le courant de
l'opinion générale, car il n'y a pas une souffrance, une

douleur qui ne soit attribuée à une action diabolique : une femme qui a un prolapsus complet de l'utérus accuse des diables de toutes les douleurs, les tiraillements qu'elle ressent dans l'estomac, les reins, etc.

De toutes les malades on pourrait faire deux catégories : la première comprenant celles qu'il ne serait peut-être pas déraisonnable de regarder comme atteintes d'une hystérie constitutionnelle ; la deuxième renfermant celles dont l'hystérie accidentelle, récente, est née sous l'influence de l'idée admise.

Les unes ont un aspect maladif, sont maigres, nonchalantes, peuvent à peine faire quelques mouvements, ou bien sont d'une agitation excessive et mal réglées.

Les autres, au contraire, à l'exception de quelques jeunes aménorrhéiques ou dysménorrhéiques, de quelques chloro-anémiques souvent scrofuleuses, ont toutes les apparences de la meilleure santé ; la menstruation est régulière, et leur teint témoigne généralement de leur véracité sur ce point.

Mais leur caractère est changé ; tout ce qui tenait le plus de place dans leurs affections et leurs sentiments, parents, enfants, amis, religion, ne sont plus très souvent que des objets d'indifférence, ou des causes d'irritation ou d'ennui.

A première vue, rien ne les distingue des personnes qui n'ont jamais éprouvé aucun accident ; on y parvient cependant avec un peu d'attention et d'habitude. Leur œil brille d'un éclat tout particulier ; elles ont un vague, une incertitude dans le regard, plus faciles à remarquer qu'à décrire ; toutes leurs fonctions sont généralement assez régulières, l'appétit seul devient capricieux et le sommeil inconstant et léger.

Toutes sont d'une impressionnabilité extrême. Autrefois laborieuses, elles ne peuvent se fixer à aucun travail ; à peine ont-elles commencé un ouvrage, qu'elles le quittent pour un autre, que bientôt elles abandonnent également. Le plus habituellement elles ne font rien qu'aller et venir de chez les unes chez les autres ; celles que des devoirs impérieux ne retiennent pas dans leurs maisons, les jeunes filles, sont toujours en course : leur seul plaisir est de se réunir, de causer, jouer aux cartes. Trop souvent celles qui ne sont pas encore malades se joignent à elles, sans vouloir croire au danger auquel elles s'exposent ainsi.

Dans ces réunions on se fortifie dans sa croyance, on se monte la tête ; les exaltées gourmandent les plus timides. Une de ces dernières, tranquille depuis peu de temps par l'effet d'une correction paternelle, fut ainsi admonestée par ses compagnes : « Tu es bien bête d'avoir peur de ton père ; si le mien m'en faisait autant, je le tuerais, etc., etc. » Et la pauvre enfant fut bientôt reprise de crises plus violentes que jamais. C'est ce qui est arrivé aussi à la jeune M..., encore malade aujourd'hui, et que son père avait calmée pendant plusieurs mois, une fois par une promesse qui lui était agréable, une autre fois par des menaces.

Fantasques et capricieuses dans leurs goûts et leurs appétits, comme en toutes choses, elles ne veulent plus, ne *peuvent* plus manger le lendemain ce qui leur avait plu la veille, et restent plusieurs jours sans rien prendre, dit-on ; ce qui est possible, mais n'a pas été vrai autant de fois qu'on l'a dit. Il en est qui ne veulent pas manger chez elles et qui mangent très bien ailleurs ; les parents, trompés, n'en publient pas moins qu'elles sont restées trois, quatre, huit jours sans rien manger.

La dyspepsie est générale, mais il ne s'est point manifesté de ces appétits bizarres si communs chez les hystériques ; le café noir a pu seul fixer l'inconstance de leurs préférences, et elles en abusent : ce qui est loin peut-être de diminuer leur susceptibilité nerveuse, mais peut les aider à supporter l'insuffisance de leur alimentation, en les empêchant, suivant l'expression de M. Payen, *de se dénourrir*, c'est-à-dire de subir de trop grandes déperditions.

En tout ceci, elles ne présentent donc que ce qui se retrouve chez toutes les hystériques à peu près.

Une fois établies, les crises se renouvellent sans aucune régularité une ou plusieurs fois par jour, et durent plus ou moins, sous l'influence des moindres causes.

Ces causes sont externes ou internes, c'est-à-dire que l'aspect d'un étranger, un mot qui déplaît, la vue ou l'audition de ce qui rappelle la religion, une pensée toute spontanée ou provoquée par une douleur gastralgique, de simples borborygmes, déterminent tour à tour l'état convulsif.

Avant leur première apparition, les crises se sont préparées par une action tantôt du moral sur le physique, tantôt du physique sur le moral, ou en d'autres

termes, et comme le dit **M. Cerise**, par le fait de l'in-
nervation cérébro-ganglionnaire ou d'une impression
ganglio-cérébrale.

Antérieurement à la première crise, ces actions et
réactions étaient sourdes et lentes ; après, elles deviennent de plus en plus rapides et instantanées.

Tout est une occasion de crises, mais rien ne les produit plus sûrement que quand on dit aux malades
qu'elles ne sont point possédées ; il leur suffit même de
soupçonner qu'on n'est pas de leur avis sur ce sujet : il
serait plus difficile de dire ce qui ne provoque pas de
crises que d'énumérer ce qui les fait éclater.

Quelques malades cherchent à cacher leur situation,
mais la plupart aiment à se donner en spectacle, et il
est peu de visiteurs dont la curiosité n'ait été plus ou
moins satisfaite : dans les premiers temps de mon séjour,
les crises se produisaient partout, dans les maisons,
dans les champs, à l'église.

Au commencement de l'épidémie, quand c'était principalement sur de jeunes enfants qu'elle sévissait, on a
vu des phénomènes d'extase, de catalepsie et de somnambulisme ; depuis, et chez toutes les malades que
j'ai visitées, les accidents ne sont que convulsifs et les
mêmes à peu près chez toutes ; ils ne varient que par
leur violence ou leur durée et le plus ou moins de lo-
quacité des malades.

En décrivant la crise, j'aurai, je crois, décrit la maladie, ou du moins sa manifestation extérieure.

Au milieu du calme le plus complet, rarement la nuit,
il survient tout à coup des bâillements, des pandicula-

tions, quelques tressaillements, de petits mouvements saccadés et d'aspect choréique dans les bras ; peu à peu et dans un très court espace de temps, comme par l'effet de décharges successives, ces mouvements deviennent plus rapides, ensuite plus amples, et ne paraissent bientôt plus qu'une exagération des mouvements physiologiques ; la pupille se dilate et se resserre tour à tour, et les yeux participent aux mouvements généraux.

A ce moment, les malades, dont l'aspect avait d'abord paru exprimer la frayeur, entrent dans un état de fureur qui va toujours croissant, comme si l'idée qui les domine produisait deux effets presque simultanés : de la dépression et de l'excitation tout aussitôt.

Elles frappent sur les meubles avec force et vivacité, commencent à parler ou plutôt à vociférer ; ce qu'elles disent toutes à peu près, quand on ne les surexcite pas par des questions, se réduit à ces mots indéfiniment répétés : « S.... nom ? s..... ch...gne ! s.... rouge ! » (elles appellent rouges ceux à la piété desquels elles ne croient pas) ; quelques-unes ajoutent des jurements.

Si près d'elles ne se trouve aucun spectateur étranger, s'il ne leur est pas fait de questions, elles répètent sans cesse la même chose, sans rien ajouter ; si c'est le contraire, elles répondent à ce que dit le spectateur, et même aux pensées qu'elles lui prêtent, aux objections qu'elles prévoient, mais sans s'écarter de leur idée dominante, en y rapportant tout ce qu'elles disent. Ainsi c'est souvent : « Ah ! tu crois, b..... d'incrédule, que nous sommes des folles, que nous n'avons qu'un mal d'ima-

gination ! Nous sommes des damnées, s.... n.. de D...!
nous sommes des diables de l'enfer ! »

Et comme c'est toujours un diable qui parle par leur
bouche, le prétendu diable raconte quelquefois ce qu'il
faisait autrefois sur la terre, ce qu'il a fait depuis en
enfer, etc, etc.

Devant moi elles ajoutaient invariablement :

« Ce ne sont pas tes s...... médecines qui nous gué-
riront ! Nous nous f...... bien de tes médecines ! Tu
peux bien les faire prendre à la fille, elles la tourmen-
teront, elles la feront souffrir ; mais à nous, elles ne
nous ferons rien, car nous sommes des diables !

» Ce sont de saints prêtres, des évêques qu'il nous
faut, etc., etc. »

Ce qui ne les empêche point d'insulter les prêtres
quand il s'en présente, sous prétexte qu'ils ne sont pas
assez saints pour avoir action sur les démons.

Devant le maire, des magistrats, c'était toujours la
même idée, mais avec d'autres paroles.

A mesure qu'elles parlent, toujours avec la même
véhémence, toute leur physionomie n'a d'autre caractère que celui de la fureur. Quelquefois le cou se gon-
fle, la face s'injecte ; chez d'autres, elle pâlit, tout
comme il arrive aux personnes ordinaires, qui, selon
leur constitution, rougissent ou pâlissent pendant un
violent accès de colère ; les lèvres sont souvent souil-
lées de salive, ce qui a fait dire que les malades écu-
maient.

Les mouvements, bornés d'abord aux parties supérieures, gagnent successivement le tronc et les mem-

bres inférieurs ; la respiration devient haletante ; les malades redoublent de fureur, deviennent agressives, déplacent les meubles, et lancent chaises, tabourets, tout ce qui leur tombe sous la main, sur les assistants ; se précipitent sur eux pour les frapper, aussi bien leurs parents que les étrangers ; se jettent à terre, toujours continuant les mêmes cris ; se roulent, frappent les mains sur le sol, se frappent elles-mêmes sur la poitrine, le ventre, sur la partie antérieure du cou, et cherchent à arracher quelque chose qui semble les gêner en ce point. Elles se tournent et se retournent d'un bond ; j'en ai vu deux qui, se relevant comme par la détente d'un ressort, se renversaient en arrière, de telle façon que leur tête reposait sur le sol en même temps que leurs pieds.

Cette crise dure plus ou moins, dix, vingt minutes, une demi-heure, selon la cause qui l'a provoquée. Si c'est la présence d'un étranger, d'un prêtre surtout, il est très rare qu'elle finisse avant que la personne se soit éloignée : dans ce cas, les mouvements convulsifs ne sont cependant pas continus ; après avoir été très violents, ils s'affaiblissent, et s'arrêtent pour recommencer immédiatement, comme si la force nerveuse épuisée prenait un moment de repos pour se réparer.

Pendant la crise, le pouls, les battements du cœur, ne sont nullement accélérés, c'est même le plus ordinairement le contraire ; le pouls se concentre, devient petit, lent, et les extrémités se refroidissent ; malgré la violence de l'agitation, les coups furieux frappés de tous côtés, les mains restent glacées.

Contrairement à ce qui s'est vu souvent dans des cas analogues, aucune idée érotique ne se mêle ou ne paraît s'ajouter à l'idée démoniaque; j'ai même été frappé de cette particularité, parce qu'elle est commune à toutes les malades : aucune ne dit le moindre mot ou ne fait le moindre geste obscène : dans leurs mouvements les plus désordonnés, jamais elles ne se découvrent, et si leurs vêtements se relèvent un peu quand elles se roulent à terre, il est très rare qu'elles ne les rabattent presque aussitôt.

Il ne paraît donc point qu'il y ait ici lésion de la sensibilité génitale; aussi il n'a jamais été question d'incubes, de succubes ou de scènes du sabbat; toutes les malades appartiennent, comme démonomanes, au second des quatre groupes indiqués par M. Macario; quelques-unes entendent la voix des diables, beaucoup plus généralement ils parlent par leur bouche.

Après le grand désordre, les mouvements deviennent peu à peu moins rapides, quelques gaz s'échappent par la bouche, et la crise est finie. La malade regarde autour d'elle d'un air un peu étonné, arrange ses cheveux, ramasse et replace son bonnet, boit quelques gorgées d'eau, et reprend son ouvrage, si elle en tenait un quand la crise a commencé; presque toutes disent n'éprouver aucune lassitude et ne pas se souvenir de ce qu'elles ont dit ou fait.

Cette dernière assertion n'est pas toujours sincère, j'en ai surpris quelques-unes se souvenant très bien, seulement elles ajoutaient : « Je sais bien qu'*il* a (le diable) dit ou fait telle chose, mais ce n'est pas moi; si ma bouche a parlé, si mes mains ont frappé, c'était *lui* qui les faisait parler et frapper; j'aurais bien voulu rester tranquille, mais *il* est plus fort que moi, etc., etc. »

Ce que les malades disent dans leurs accès ne se borne pas toujours aux paroles insignifiantes que je viens de rapporter, mais alors c'est qu'elles sont provoquées; les parents, les voisins, ont la sotte habitude de leur faire des questions absurdes qui leur ont évidemment été apprises, au moins dans leur forme, par les exorcîsmes, dont on leur a certainement traduit quelques paroles; les curieux étrangers renchérissent encore sur ces questions; les plus ordinaires, toujours adressées aux diables, et les réponses sont celles-ci :

« Qu'est-ce qui tient la fille ?

— C'est moi, le bûcheron, ou le curé, ou le Français, le Suisse, etc., etc. » Il y en a de toutes les professions et de tous les pays, mais seulement des professions et des pays dont les malades ont entendu parler : ainsi il n'y a jamais eu d'Indiens, de Chinois, de mécaniciens, de sculpteurs, etc., etc., parce qu'elles ne connaissent pas ces mots.

« Qui t'a mis dans la fille?

— C'est B..., ou C..., etc., etc.

— Quand *déprendras-tu* la fille?

— Dans un quart d'heure.

— La fille mangera-t-elle aujourd'hui ?

— Non, elle ne mangera pas.

— Pourquoi ne veux-tu pas qu'elle mange?

— Parce que la fille ne doit pas manger de ton s.... pain, de ton s.... fromage; donne-lui du bon café, à la fille, du bon pain de boulanger, de la bonne viande, et elle mangera. Etc., etc. »

Ces réponses pourraient bien être dictées par un sentiment, un besoin instinctif.

J'ai plusieurs fois remarqué que les crises étaient plus fréquentes quand soufflait le vent du nord ou nord-est, dont l'action produit en ce pays, bien plus qu'ailleurs, une impression pénible, une sorte d'agacement nerveux dont j'ai parlé déjà.

Cette description est celle de l'état le plus fréquent ; mais, entre les extrêmes, il existe plusieurs degrés, depuis la malade qui n'a que des crises de douleurs gastralgiques, jusqu'à celle qui arrive au dernier paroxysme de la fureur. Cette réserve faite, je n'ai trouvé, sur toutes les malades que j'ai visitées, des différences dignes d'être notées que chez quelques-unes seulement.

L'une, la nommée Br... (Jeanne), quarante-huit ans, non mariée, très vieille hystérique, *sent* des bêtes qui ne sont autres que des *diables* qui lui courent sur la figure et la piquent.

Une autre, la femme B... (Nicolas), âgée de trente-huit ans, malade depuis trois ans, *aboie* pendant ses crises ; elle attribue sa maladie à un verre de vin qu'elle a bu en compagnie d'un de ceux qui donnent le mal. Pendant et hors des crises, elle a de fréquents vomissements, qu'elle prétend avoir toujours eus depuis qu'elle est malade ; et bien qu'elle ne boive pas de vin habituellement, ses vomissements le *sentent* et en *contiennent* toujours ; elle le *reconnaît* bien au goût et à l'odeur : c'est toujours le même vin qu'elle a bu il y a trois ans et que les diables (elle en a sept) renouvellent sans cesse.

G... (Jeanne), âgée de trente-sept ans, non mariée, est celle dont les crises diffèrent le plus. Elle n'a point de ces mouvements cloniques généraux qui se voient chez toutes les autres, et elle ne parle presque jamais. Dès qu'elle sent venir sa crise, elle va s'asseoir et se met à balancer la tête d'arrière en avant ; les mouvements, lents et peu étendus d'abord, vont toujours s'accélérant, — et finissent par faire parcourir à la tête, avec une incroyable rapidité, un arc de cercle de plus en plus étendu, jusqu'à ce qu'elle vienne alternativement et régulièrement frapper le dos et la poitrine. Par intervalles, le mouvement s'arrête un instant, et les muscles contractés maintiennent la tête fixée dans la position où elle se trouvait au moment du temps d'arrêt, sans qu'il soit possible, même avec des efforts, de la redresser ou de la fléchir.

Une quatrième malade, mais que je n'ai point vue, parce qu'elle avait quitté le village avant mon arrivée, après avoir éprouvé les mêmes symptômes que les autres, a, dans les derniers temps de sa maladie, offert des phénomènes particuliers qui ne se sont présentés chez aucune.

Son père décrit ainsi sa maladie :

« V... (Victoire), âgée de vingt ans, devint malade l'une des premières, à l'âge de seize ans ; elle n'avait jamais rien senti, quand le mal la prit un jour à la messe ; pendant les deux ou trois premiers jours, elle ne faisait que sauter un peu. Un jour elle m'apportait mon dîner à la cure, où je travaillais; l'Angelus sonna comme elle arrivait sur le pont, elle se mit aussitôt à sauter, et se jeta par terre en criant et gesticulant, jurant après le sonneur. Le curé de Montriond se trouva là par hasard, elle l'injuria, l'appela s.... ch... de Montriond.

» M. le curé de Morzines vint aussi près d'elle au moment où la crise finissait, mais elle recommença aussitôt, parce qu'il lui fit un signe de croix sur le front.

» Une autre fois, je travaillais encore à la cure, on a voulu lui donner un verre de vin; elle n'a pu le porter à ses lèvres, il a fallu la faire boire : elle n'était pourtant pas en crise à ce moment. On lui en présenta un second, mais elle le trouva si mauvais, qu'elle le cracha. M. l'abbé F... m'a dit après, que c'était parce qu'il y avait ajouté quelques gouttes d'eau bénite.

» Pendant un an le mal la prit tous les jours et plusieurs fois par jour, depuis l'Angelus du matin jusqu'à dix heures du soir ; dès que dix heures sonnaient, elle allait se coucher tranquillement. Une fois j'ai voulu l'obliger à se coucher à neuf heures ; elle ne le voulait pas, disant que le diable le lui avait défendu et qu'il ne la laisserait pas dans son lit; j'insistai, et elle obéit, mais en me disant : *Tu vas voir...* Elle ne put, en effet, rester au lit, elle y eut une crise très violente qui la jeta en bas... Alors sa crise cessa, et à dix heures elle se remit dans son lit aussi tranquillement que d'habitude.

» On l'avait exorcisée souvent ; mais voyant que rien ne la guérissait, pas plus les exorcismes qu'autre chose, je la conduisis à Genève chez M. Lafontaine (le magnéliseur); elle y est restée un mois, et est revenue bien guérie : elle a été tranquille près de trois ans.

» Il y a six semaines, vers le milieu d'avril, elle a été reprise, mais elle n'avait plus de crises; elle ne voulait voir personne et s'enfermait à la maison; elle ne mangeait que quand j'avais quelque chose de bon à lui donner, autrement elle ne pouvait avaler.

» Pendant les dix derniers jours elle était forcée de se tenir toujours couchée, mais pas dans son lit; quand elle voulait s'y mettre, elle était renversée par terre; elle se couchait sur des bancs qu'elle avait placés près du lit.

» *Elle ne pouvait se tenir sur ses jambes, ni à peine remuer les bras;* j'ai essayé plusieurs fois de la mettre debout, mais elle ne se *sentait* pas, et tombait dès que je ne la tenais plus.

» Je me suis décidé à la reconduire chez M. Lafontaine. Pour partir, il m'a fallu l'habiller comme un enfant; je ne savais comment l'emmener, elle me dit : «Quand je serai sur la commune de Montriond, je marcherai bien. »

(Il a été généralement remarqué que dès qu'elles sont hors de la commune, les malades n'ont que très rarement des crises.)

« Un de mes voisins m'aida, nous lui donnâmes chacun un bras; nous l'avons portée plutôt qu'elle n'a marché jusqu'à Montriond. Mais aussitôt de l'autre côté du pont, elle a marché toute seule et ne se plaignit plus que d'un goût horrible dans la bouche, disant qu'elle était perdue si nous ne trouvions pas de caramel à Saint-

Jean, que ce mauvais goût allait l'empoisonner. N'ayant point trouvé de caramel, je lui ai acheté du sucre à la place, et elle a bien été jusqu'à l'oratoire de Saint-Guérin. Là, elle me dit qu'elle ne pouvait passer devant l'oratoire, qu'elle ne pouvait plus avancer; mais il n'y a pas moyen de passer ailleurs, je l'ai soutenue, et notre voyage s'est terminé sans aucun accident, et jusqu'à Thonon (32 kilomètres), elle a marché comme moi.

» Après deux séances chez M. Lafontaine, elle était mieux, et maintenant elle est placée comme domestique. »

Une autre, la jeune Marie B...., dont les crises n'avaient d'ordinaire rien de particulier, fut un jour, en ma présence, prise d'une crise sans convulsions, qui ne se traduisit que par un besoin irrésistible de marcher. Elle partit d'un pas précipité, s'en alla très loin pour trouver un pont qui lui permît de traverser la rivière, et continua sa course sur la rive opposée, disant à ceux qu'elle rencontrait, qu'elle allait voir ses champs, ce qu'elle fit en effet ; et elle revint toujours avec la même vitesse et par le même chemin, au point d'où elle était partie. A son arrivée, la crise finit.

VII

La sensibilité. — Les sens en général.

Visitant ces malades à toute heure et quand je pouvais les joindre, dehors aussi bien que dans les maisons, en présence de leurs parents ou voisins et quand elles étaient seules; obligé d'ailleurs, par des motifs inutiles à redire, à une extrême réserve, il m'était difficile, le plus souvent impossible, de me livrer à toutes les investigations qui auraient pu avoir de l'intérêt ; je n'ai cependant négligé aucune de celles qui m'ont été permises.

Je n'ai que rarement rencontré des hyperesthésies ; la plus fréquente, l'épigastralgie, n'est même pas constante. Ce n'est que chez les anciennes hystériques que j'ai pu constater quelques-unes de celles indiquées par M. Briquet, mais je n'ai pu établir que ces douleurs affectassent plus particulièrement un côté que l'autre.

Les seuls symptômes qui ne manquent jamais, sont la céphalalgie, et surtout la gastralgie : celle-ci est souvent permanente, ou s'exaspère au moment des crises et pendant leur durée ; si les crises cessent de se produire, elle disparaît avec elles, mais ce n'est que momentanément. Des malades guéries, c'est-à-dire n'ayant plus de convulsions depuis longtemps, éprouvent encore des douleurs gastralgiques ; il est vrai, comme je l'ai indiqué en commençant, que c'est une affection très commune, presque générale, et que beaucoup de malades en étaient probablement atteintes avant de devenir convulsionnaires.

Chez quelques-unes, la plupart même, ces douleurs devenant plus vives sous l'influence d'une cause morale ou physique, provoquent des rechutes successives ; les malades, guéries de leurs crises, mais non de leur idée fausse, attribuant toujours ces douleurs à une nouvelle irruption des démons dont elles avaient été délivrées,. donnant ainsi toujours la même interprétation fausse à une sensation réelle.

L'anesthésie ne fait jamais défaut ; mais ici elle ne précède pas l'accès convulsif et ne lui survit pas, comme l'ont vu MM. Briquet et Gendrin chez les simples hysté-riques ; elle commence et finit avec la crise, n'a que la durée de cette crise, et même si deux crises se succèdent, si court que soit l'intervalle, la sensibilité reparaît pendant cet intervalle chez les plus anciennes comme chez les plus nouvelles malades.

L'insensibilité de la peau, et des muscles superficiels au moins, est générale ou partielle, selon que tout le corps ou quelques parties seulement participent aux convulsions ; mais, je le répète, elle ne dure que le temps seulement que dure la convulsion de chaque partie.

J'ai pu pincer, piquer avec une épingle les malades, enfoncer cette épingle sous les ongles, ou de toute sa longueur dans les bras, les jambes ou sur toute autre partie, sans provoquer l'apparence d'une sensation douloureuse.

Les auteurs qui ont écrit sur les *possédés*, les *sorciers* des derniers siècles, ont aussi noté leur insensibilité, qui était toujours une preuve à charge ; mais ils ne disent pas si cette insensibilité était ou non permanente : elle a pu paraître telle, parce qu'elle n'était constatée que pendant les épreuves auxquelles on soumettait ces malheureux. Il est à croire qu'ils étaient comme les malades de Morzines, conservant leur sensibilité pendant le calme, mais cessant d'être calmes dès qu'une circonstance les ramenait à leur idée ; les interrogatoires, les visites corporelles, l'appareil de la justice, étaient de ces circonstances qui devaient rarement manquer leur effet : il n'en faut pas tant pour provoquer des crises à Morzines.

Chez les malades dont l'agitation était bornée aux parties supérieures, la douleur était vivement sentie dès que je piquais les jambes, tandis qu'elle ne l'était point aux bras, dans le dos.

Chez la fille G…, qui n'agitait que la tête, dès que l'épingle agissait plus bas que la partie supérieure du tronc, ou dépassait en arrière les régions dorsales proprement dites, la malade témoignait d'une façon non équivoque que je lui faisais mal.

L'anesthésie ne se produit donc, dans ces cas, que dans les muscles convulsés ou dont la fonction physiologique se trouve dépassée, exagérée, et dans la peau qui les recouvre ou les avoisine.

L'insensibilité de la plupart de ces malades n'est que de l'analgésie, car les sensations de contact, de température ne sont point abolies. J'ai dit le soin qu'elles mettent à rabattre leurs jupons quand ils se relèvent ; elles ne peuvent cependant le plus souvent voir qu'ils sont relevés : ce n'est donc que par l'impression de l'air ou l'absence d'un contact habituel qu'elles s'en aperçoivent. Dans ces cas, quelques parties de la peau conservent donc ou reprennent successivement leur sensibilité.

Je n'ai pu expérimenter l'effet d'une haute température, mais celui du froid est ordinairement vivement senti; de l'eau froide lancée au visage pendant la crise, loin d'amener du calme, augmente l'agitation, et il n'y a pas à se tromper sur l'impression sentie.

Un jour, pourtant, une malade à laquelle j'avais prescrit des lotions froides sur le dos, et qui les trouvait fort désagréables, partit de chez elle pendant une crise, en disant que ses diables se moquaient bien de l'eau, qu'on allait bien le voir, et elle se précipita dans une auge pleine d'eau très froide. Quand elle en sortit, elle ne paraissait pas s'apercevoir qu'elle était mouillée ; ce ne fut que quand la crise finit, qu'elle sentit le froid et se montra fort étonnée de se trouver en pareil état.

La muqueuse nasale, les lèvres, conservent leur sensibilité ; la barbe d'une plume promenée sur ces parties, l'ammoniaque, produisaient toujours leur effet ordinaire ; le chloroforme était lui-même vivement repoussé, et je n'ai jamais pu obtenir la cessation d'une crise par son usage : il est vrai que je n'ai jamais pu l'employer très convenablement, et que la crainte de quelque accident m'a toujours arrêté dans mes essais.

Les organes des sens, l'ouïe, la vue, loin de perdre de leur activité, paraissent quelquefois acquérir une finesse, une impressionnabilité inaccoutumée, souvent remarquée d'ailleurs chez les hystériques en général.

Le goût et l'odorat m'ont paru à l'état normal ; deux ou trois malades seulement font exception : la femme B... (Nicolas), qui vomit et sent toujours du vin bu il y a trois ans, et la fille V..., qui, sans le spécifier, accuse un goût horrible. Mais ce n'est chez ces malades qu'une perversion, et non une abolition de ces sens ; chez toutes c'est bien plus souvent la sensibilité que les sens qui est lésée.

Il est quelques malades (toutes sont très friandes) dont on arrête les crises en leur donnant un morceau de sucre.

Le nommé Pierre B... hâte la fin des crises de sa femme en lui mettant dans la bouche un morceau de caramel qu'elle aime beaucoup.

Chez aucune je n'ai observé ni paralysies ni contractures des membres, ou de ces profondes anesthésies musculaires qui momentanément équivalent à des paralysies.

La fille V..., que j'ai citée, a seule présenté des accidents qui pourraient avoir tenu à cet état particulier du système musculaire.

Plusieurs, a-t-on dit, perdaient complétement connaissance ; à l'exception des deux enfants premières malades, le fait n'a été absolument justifié pour aucune, et je n'en ai pas vu dans cet état.

Elles entendent et voient parfaitement, puisqu'elles répondent aux questions ou reconnaissent les personnes qui les approchent quand leur crise est commencée, et ferment les yeux dès qu'elles les croient menacés par un objet quelconque. En général, quand elles se jettent à terre, elles savent très bien choisir l'endroit où elles vont tomber, et j'ai souvent répété l'expérience suivante : je feignais de poser mon pied par mégarde sur une de leurs mains, ou bien, quand elles frappaient le sol à coups redoublés, je poussais une pierre à l'endroit où elles frappaient ; jamais aucune n'a manqué de retirer sa main ou de frapper à côté de la pierre, et les femmes grosses ont grand soin de ne pas se donner de coups sur le ventre.

Un jour, le maire, qui m'accompagnait, fut surpris par une malade et violemment frappé au visage avec une pierre ; presque au même instant une autre malade se précipitait sur lui, armée d'un gros morceau de bois, pour le frapper aussi ; voyant venir celle-ci, il lui présenta le bout aigu de son bâton ferré, la menaçant de l'en percer si elle avançait ; elle s'arrêta, laissa tomber son morceau de bois et se contenta de dire des injures.

Malgré les courses, les sauts, les mouvements violents et désordonnés des malades, malgré les coups qu'elles se donnent, leurs terreurs ou leurs divagations, on ne cite point d'exemple de tentative de suicide ou d'accident grave arrivé à aucune d'entre elles ; elles ne perdent donc point toute conscience, l'instinct de la conservation au moins subsiste.

Si au commencement d'une crise une femme tient son enfant dans ses bras, il arrive souvent qu'un diable moins méchant que celui qui va la *travailler* lui dise :

« Laisse cet enfant, *il* (l'autre diable) lui ferait du mal. »

Il en est de même quelquefois, quand elles tiennent un couteau ou tout instrument susceptible d'occasionner une blessure.

VIII

Les hommes malades. — Différences des accidents.

Les hommes ont subi comme les femmes l'influence de la croyance qui les déprime tous à divers degrés; mais chez eux les effets ont été moindres et assez différents.

Plus souvent encore que les femmes, de tout temps atteints de ces dérangements des voies digestives dont j'ai parlé, ils ont seulement vu leurs souffrances augmenter ; peut-être pour beaucoup n'est-ce que parce qu'ils y pensent, y font attention plus qu'autrefois.

Mais il n'est pas moins certain que la crainte commune, la peur du diable, a aidé à la multiplication de ces affections, les a rendues plus fréquentes.

Il serait également difficile de ne pas reconnaître que cette peur, cause de l'épidémie régnante, a donné à ces affections un cachet emprunté au génie hystérique qu'elles n'avaient point antérieurement ou n'avaient pas au même degré chez les malades de ce sexe. Il en est, en effet, qui ressentent absolument les mêmes douleurs que les femmes; comme elles, ils ont des suffocations, éprouvent un sentiment de strangulation et accusent la sensation de la boule hystérique, mais aucun n'est allé jusqu'aux convulsions; et s'il y a eu quelques rares exemples d'accidents convulsifs, ils peuvent presque toujours être attribués à un état morbide antérieur et différent. L'unique représentant du sexe masculin qui paraisse avoir eu réellement des crises de la même nature que celle des filles, est le jeune T...

Ce sont généralement les jeunes filles de quinze à vingt-cinq ans qui ont été atteintes; dans l'autre sexe, au contraire, à l'exception de cet enfant T..., ce ne sont à peu près, dans la mesure que je viens de dire, que des hommes d'un âge mûr, auxquels les vicissitudes de la vie ont bien pu apporter d'autres préoccupations préexistantes, ou à ajouter à celles causées par la maladie.

Peut-être cette différence est-elle due à ce que les hommes de cet âge n'émigrent pas, tandis que les jeunes gens sont absents, en grande majorité, pendant les deux tiers de l'année ; les seuls hommes sur le compte desquels l'opinion s'accorde pour les considérer comme ayant été ou étant *pris comme les filles*, sont les nommés Claude T..., Joseph P..., Louis B... et Antoine L...

Claude T..., de l'aveu de sa femme, n'a jamais eu de crises ; atteint de gastrite ou de gastralgie hystérique, ou peut-être de quelque dégénérescence de l'estomac, on a vu qu'il est mort dans un état de lypémanie confirmée.

P... (Joseph) raconte lui-même ce qui le concerne :
« Ma sœur était déjà malade depuis un an ; avant d'avoir la maladie, elle avait presque toujours été ma-

lade (elle a eu une ascite); tout mon bétail était malade aussi. J'avais été trouver M. le curé, qui m'avait dit qu'il ne pouvait combattre à la fois le mal de ma sœur et celui de mes bestiaux; je me suis alors décidé à les vendre, mais j'en étais bien contrarié.

» Le jour de la foire j'ai bu beaucoup et j'ai été pris d'une crise ; on m'a ramené chez moi, mais je voulais toujours me sauver, m'en aller courir; peu après j'ai commencé à avoir mal à l'estomac et je n'eus plus goût à rien, je n'avais jamais faim et n'avais envie que de vin ou d'eau-de-vie.

» Chaque fois que ces envies me prenaient, tous les mois, tous les deux mois, je ne pouvais pas y résister, et je buvais tant que je pouvais, vin et eau-de-vie, mais chaque fois j'avais des crises après.

» Je suis allé chez un homme à Genève, je ne sais ce qu'il m'a fait, parce que j'ai eu une crise chez lui ; il m'a dit que j'irais mieux, et en effet depuis cet hiver je n'ai pas eu de crises et *je n'ai plus envie de boire*, mais j'ai toujours mal à l'estomac.

» Autrefois j'étais mal à mon aise à l'église, je ne pouvais pas prier, *ça me serrait le cou;* mais on ne s'apercevait de rien, je me retenais.

» Maintenant que je n'ai plus de crises, je n'éprouve plus rien à l'église; je travaille, mais quand je n'ai pas de bonnes choses à manger, je ne puis pas avaler. »

P... n'est donc qu'un véritable dipsomane, qui habille sa narration avec les idées et les mots en vogue, mais qui ne dit pas, ce que l'on m'a assuré, qu'il est épileptique depuis son enfance ; les attaques étaient d'abord rares, mais s'étaient rapprochées sous l'influence des alcooliques, et se sont éloignées de nouveau dès qu'il a cessé de boire. Je ne l'ai pas vu dans ses crises et n'ai pu faire contrôler le renseignement qui m'a été donné sur son épilepsie; en admettant que ce renseignement ne soit pas exact, on peut croire au moins à une ivresse convulsive.

B... (Louis), âgé de quarante et quelques années, n'est qu'un ivrogne ordinaire dont l'intelligence s'affaiblit et se déprave de plus en plus; d'après ce qui m'a été dit, il me paraît probable qu'il a eu dans les derniers temps une attaque de *delirium tremens*.

Quand il a bu, ce qui lui arrive souvent, il casse tout chez lui, bat sa femme, a voulu la tuer et l'a poursuivie un couteau à la main.

C'est dans ces occasions que l'on dit qu'il a des crises.

L... (Antoine) a cinquante-huit ans ; il est petit, débile, d'une intelligence peu développée, et sa physionomie porte l'empreinte d'une profonde tristesse. Il a été fort éprouvé dans ses affections : il a perdu sa femme et quatre de ses enfants; son fils aîné est militaire, ce qui contribue à l'attrister encore. Il s'ennuie, a un grand dégoût du travail, ne pense pas à ce qu'il a à faire, n'a pas la moindre force, est indifférent à la perte comme au gain, croit ne jamais payer assez cher ce qu'il achète, et craint de tromper involontairement les vendeurs. Il lui semble toujours qu'il a fait un mauvais coup, il a peur. Il est malade depuis la mort de sa femme, il y a quatre ans ; il peut à peine manger, son pain noir lui inspire de l'horreur, il ne vit que de lait.

L'an dernier il est allé à Genève consulter une vieille femme qui lui a fait des signes de croix avec une racine, lui a ordonné d'aller faire des dévotions à Saint-Guérin et de faire bénir une chemise ; il a fait tout cela, et s'est trouvé mieux pendant six mois, mais petit à petit il est retombé dans la même situation qu'auparavant.

Ce pauvre homme est encore un lypémaniaque, ou bien proche de l'être, qui peut-être finira comme Claude T...

Un autre homme vint un jour me consulter, et me rendit ainsi compte de ce qu'il avait éprouvé :

« J'ai quarante ans, je suis marié, j'ai des enfants. Je me portais très bien, quand tout à coup je fus pris, il y a six mois, de grands maux d'estomac, d'un ennui extraordinaire, je ne pouvais plus rien faire, je n'avais aucun désir de manger ; quand je voulais y essayer, il me prenait envie de vomir : je pensai que *j'étais pris aussi comme les filles.*

» Après quelques jours je sentis mal à la tête, aux reins et j'éprouvai un besoin irrésistible de dormir. Un jour je me couchai, je voulais dormir, mais je ne pouvais pas ; je sentais que je m'engourdissais, j'avais froid ; je finis par ne plus pouvoir ni parler ni remuer, sans ressentir aucune douleur. On me parlait, on me secouait, j'entendais bien, je voyais, je sentais ce qu'on me faisait ; on m'a mis aux jambes de la moutarde qui m'a même fait grand mal, mais je ne pouvais ni répondre ni faire un mouvement : on crut que j'allais mourir, et je fus administré.

» Je restai trois jours dans cet état ; au bout de ce temps, je m'endormis réellement pendant cinq ou six heures. Quand je me réveillai, je parlais, je me levai et me mis à manger ; je ne sentais plus de mal, mais j'étais très fatigué, et cette fatigue dura plusieurs jours.

» Pendant tout un mois j'allai très bien, mais un jour je retombai absolument dans le même état, et depuis c'est tous les mois la même chose.

» Quatre ou cinq jours d'avance, j'ai mal à l'estomac, je ne puis manger, je me sens lourd, j'ai mal tout le long du dos, et dans ce moment je commence à éprouver tout cela : c'est dans trois ou quatre jours que ma crise doit venir. »

Cet homme n'avait pas une de ces constitutions débiles si communes, il paraissait d'une force ordinaire, avait le visage assez coloré et les yeux injectés.

Je l'engageai à se mettre douze sangsues au siége, et à prendre matin et soir pendant trois jours 50 centigrammes de sulfate de quinine.

Il habitait fort loin et dans la partie la plus difficile des montagnes ; je ne pus le revoir et il ne vint point me rendre compte comme je le lui avais recommandé. Mais à la fin du mois, il vint pendant une courte absence que je fis, et ne me trouvant pas, il alla chez le médecin de la localité lui demander de *cette poudre qui avait empêché sa crise de reparaître*. Il ne ressentait rien de ce qu'il avait coutume de sentir d'avance, bien que l'époque fût près d'arriver ; il voulait reprendre de la poudre pour mieux assurer sa guérison, et promit, si son accès revenait, de le faire savoir. On n'en a plus entendu parler, d'où j'ai dû conclure qu'il n'a plus rien eu, car il avait témoigné un grand désir de sé guérir.

Peut-être faut-il noter comme ayant pu aider à sa guérison probable cette circonstance, que le malade vit en ce moment sur un point absolument isolé, où il ne voit, n'entend parler de rien de ce qui se passe ou se dit dans le village.

Plusieurs femmes reconnaissent que quand elles sont dans leurs chalets des montagnes, sans voisins, elles sont beaucoup plus calmes et ont bien moins de crises.

IX

**Pourquoi telle personne est-elle malade plutôt que telle autre ?
— Prédispositions héréditaires.**

S'il est curieux de voir une pareille épidémie à notre époque, il est peut-être tout aussi étonnant qu'elle n'ait pas fait plus de victimes ; que le symptôme le plus fréquent, les convulsions, ne se soit pas plus généralisé.

Toute la population est soumise aux mêmes influences, a les mêmes habitudes, partage la même croyance, et cependant sur 2000 habitants, en plus de quatre ans, 120 seulement ont eu des convulsions, les autres n'éprouvant que des malaises plus ou moins sérieux, le mal s'arrêtant chez eux à ses premiers symptômes.

La prédisposition plus grande, et de tout temps reconnue, du sexe féminin pour les accidents hystériques, explique pourquoi ce sexe seul a présenté toute la série des phénomènes constatés dans cette épidémie, comme dans plusieurs de celles anciennement observées ; mais cette aptitude n'explique pas assez pourquoi cent vingt femmes se sont trouvées plus susceptibles que les autres, dont les conditions d'existence sont absolument les mêmes.

Il faut remarquer, en passant, que les malades récemment atteintes sont relativement peu nombreuses ; que l'état de presque toutes date d'une époque plus rapprochée du début de la maladie que du moment actuel ; que la plupart de celles qui ont encore des crises les ont toujours eues depuis ce début, ou en ont été reprises après des intervalles de calme.

Les unes, bien que toutes soient également convaincues de la réalité de la possession, ont donc su ou pu résister plus que les autres aux effets de cette croyance et à toutes les excitations qui en sont dérivées ; à la longue, cette force de résistance s'affaiblit, s'épuise : aussi trouve-t-on un certain nombre de femmes qui n'ont rien éprouvé encore, mais qui disent qu'elles se sentent moins sûres d'elles-mêmes, qu'elles s'ennuient, etc.

M. Morel, dans son *Traité des dégénérescences*, et d'après le docteur Magnus Huss, parle du régime alimentaire d'une partie des habitants de la Suède, et des affections gastriques réunies sous le nom de gastrite chronique, qui en sont la conséquence.

Suivant M. Morel, cette maladie, ou plutôt, pour remonter de l'effet à la cause, cette alimentation est une cause active de dégénérescence.

Dans ce qu'il écrit sur ce sujet, il semble avoir pris les habitants de Morzines pour modèle de son tableau : c'est que le climat de cette partie de la Savoie n'est pas sans analogies avec celui de la Suède, et, au poisson près, la nourriture est la même.

A ces actions réunies du climat, de l'alimentation, des habitations, il faut encore ajouter ici, à côté de beaucoup d'autres influences, celle déjà indiquée des mariages entre consanguins.

La différence que je signalais tout à l'heure entre les femmes, dans l'aptitude à contracter les convulsions, serait-elle donc le résultat d'une sorte de dégénérescence successive et graduelle, affectant en définitive spécialement le système nerveux, ou plutôt, pour ne point employer un mot dont la signification va peut-être au delà de ce que je veux exprimer, cette différence serait-elle le résultat d'une prédisposition héréditaire?

Je suis porté à le croire, et les notes suivantes paraissent le démontrer :

T... (Sylvie), d'Essert - Roman, treize ans, déclarée possédée trois ou quatre ans avant la maladie de Morzines.	La mère a une forte déviation de la colonne vertébrale, survenue, dit cette femme, à vingt ans ; un frère de la *possédée* est mort à dix-huit ans, d'une carie vertébrale.
Quatre enfants T..., âgés de onze, treize, quinze, dix-sept ans.	La mère, d'après sa propre déclaration, avait, bien avant sa fille Perronne, qui a été la première malade connue à Morzines, des crises que l'on ne peut guère rapporter qu'à l'hystérie.
T... (Claude), cinquante ans environ, père des précédents.	Mort lypémaniaque, avait un cousin germain fou encore enfermé à Bassens depuis dix-sept ou dix-huit ans. La mère de ce cousin, la tante, par conséquent, de Claude T..., n'était connue que sous ce nom : *la Gaudine*, ce qui, dans le pays, est synonyme de nigaude, imbécile.
Trois filles P. Guérin, neuf, onze, quinze ans.	Le père a un cousin fou ; la mère est épileptique depuis sa jeunesse.
Deux filles B... (Laurent),	La grand'mère paternelle a été

treize, dix-huit ans, encore malades depuis un et trois ans.

folle, ainsi que l'un de ses frères, grand-oncle des malades. Le sieur Laurent B..., leur père, est un vrai type de scrofuleux : il est atteint d'une tumeur blanche ulcérée à un poignet, et l'articulation tibio-tarsienne gauche est aussi menacée.

B... (Angélique), vingt-six ou vingt-sept ans, et sa sœur, B... (Claudine), vingt-huit ans, malades depuis un et quatre ans.

Leur grand'mère, morte à moins de soixante ans, était comme une enfant deux ou trois ans avant sa mort ; leur cousine, Francoise B..., vivante et âgée de trente-huit ans, est idiote.

B... (Jeanne), quarante-quatre ans ; sa sœur, B... (Marie), trente-quatre ans, mariée et enceinte, malades depuis trois ans l'une et l'autre.

Leur père était un homme très violent et tout extraordinaire ; leur oncle paternel, François B..., était imbécile. Claudine B..., leur tante paternelle, était *timbrée :* tantôt elle travaillait, tantôt elle courait les champs. Un autre François B..., frère de leur mère, s'est cru ensorcelé il y a une trentaine d'années.

Femme B... (Nicolas), née B... (Françoise), trente-huit ans, enceinte, malade depuis trois ans.

Fille du précédent François B..., qui s'est cru ensorcelé ; cousine germaine de Jeanne et de Marie B..., et nièce de François B..., imbécile.

B... (Marie), dix-sept ans, malade depuis le commencement de la maladie, près de cinq ans.

Sa mère porte à l'un des seins une énorme tumeur de nature très suspecte ; son père a eu un cousin, Antoine B..., qui était *timbré ;* il a lui-même des ulcères variqueux aux deux jambes.

B... (Anne), dix-huit ans, malade depuis six mois.

Deux oncles maternels du nom de L..., dont l'un, Jean, a été pendant deux ans *comme timbré ;* l'autre, mort enfant, ne *connaissait* encore rien à douze ans.

Elle a un frère idiot au dernier degré, âgé de quinze ans, qui ne parle ni ne marche ; a eu un oncle paternel épileptique, qui s'est noyé en tombant dans la rivière au moment d'une de ses attaques, et une cousine, fille d'une sœur de son père, qui habitait le Faucigny, morte folle et épileptique.

B... (Josephte), femme Pierre B..., trente-six ans, malade depuis quatre.

Cousine de Jeanne B..., même parenté.

B... (Claudine), femme Laurent B..., vingt-neuf ans, malade depuis deux.

B... (Claudine), femme François B..., trente-neuf ans, malade depuis trois.

B... (Julienne), femme Claude B..., trente-six ans, malade depuis trois.

B... (Jeanne), femme Antoine B..., quarante ans, malade depuis quatre.

Appartiennent toutes aux différentes branches de la famille B...

Quatre filles G..., appartenant à deux branches de la même famille, âgées de huit, dix-huit, vingt, vingt ans, malades depuis six mois, trois, deux et deux ans.

La sœur de G... (Pierre-Joseph) est morte folle, après être restée deux ou trois ans renfermée dans son grenier ; un autre G... est idiot ; une fille G... est scrofuleuse.

Claudine B..., veuve T... (François), quarante ans, malade depuis près de cinq ans.

Sa sœur, la femme M..., malade aussi depuis environ cinq ans.

T... (Claudine), dix-huit ans, malade depuis quatre.

T... (Euphrosine), dix-huit ans, malade depuis quatre.

T... (Pauline), trente ans, malade depuis un an.

T... (Françoise), trente-huit ans, malade depuis quatre.

T..., veuve Laurent, cinquante-huit ans, malade depuis quatre.

T... (Adélaïde), vingt-six ans, malade depuis deux.

Appartiennent toutes à la famille Br... ou à la famille R...

Dans la famille Br..., la bisaïeule, après l'avoir tenté plusieurs fois, s'est noyée volontairement.

Un oncle n'était jamais appelé que le fou de Jean Br..., pour dire le fils.

Guérin R... père a un fils fou qui court les rues à Thonon.

Un oncle, Jean-François T..., a été forcé de renoncer à tout ce qu'il a entrepris, parce qu'il a été fou pendant sept ou huit ans.

R... (Jeanne), dix-neuf ans, malade depuis trois.	Nièce du fou qui est à Thonon.
Femme B..., quarante-quatre ans, malade depuis un an.	De la famille Guérin R..., fou vivant déjà cité.
M... (Madeleine), dix-sept ans, malade depuis trois.	Le cousin germain de sa mère, Jean-Claude P..., est mort fou : il voulait toujours se noyer.
B... (Jeanne), dix-huit ans, malade depuis six mois.	Un frère de son père n'a vécu que dix-huit ans et a passé toute sa vie dans son lit ; par moments il *sautait* comme les filles aujourd'hui.
Femme et fille B... (François), quarante et dix-sept ans, malades depuis trois et deux ans.	Même famille que la précédente ; il existe encore une fille Victoire B..., âgée de quarante-sept ans, qui est imbécile.
B... (Suzanne), vingt-deux ans, malade depuis quatre.	Nièce du côté paternel de la veuve R..., vieille maniaque actuellement en démence.
B... (Pauline), dix-neuf ans, malade depuis trois.	Par sa mère, de la famille G..., dans laquelle il y a une folle déjà citée, et il y a encore une fille scrofuleuse.
Ch... (Marie), trente ans, malade depuis cinq. Ch... (Josephte), trente-quatre ans, malade depuis cinq. Ch..., femme B.. (Pierre), enceinte, trente-sept ans, malade depuis deux.	Un oncle *timbré*.
Gr... (Marie), dix-huit ans, malade depuis deux. Gr... (Rosalie), trente ans, malade depuis trois.	Un parent, qui s'appelait Guérin G..., était fou.
Femme T..., née Sch..., vingt-six ans, malade il y a quatre ans.	A eu un cousin qui avait la *tête cassée*.

M... (Perronne), dix-huit ans, malade depuis quatre. M... (Célestine), vingt et un ans, malade depuis trois.	Par leur mère, cousines germaines de Anne B..., mêmes parents ; oncle épileptique, cousin idiot, etc., etc.
Br... (Perronne), vingt ans, malade depuis quatre.	Elle-même imbécile, ou tout au moins très simple ; il y a eu plusieurs fous ou imbéciles dans sa famille ; un B... encore vivant, âgé de quarante ans, est imbécile.
P... (Françoise), trente-huit ans, malade depuis quatre.	Un frère idiot, elle-même simple ; un autre frère peu intelligent, peut-être épileptique et devenu dipsomane.
P... (Joseph), trente-cinq ans, malade depuis deux.	Frère de la précédente et du dipsomane dont il vient d'être parlé.
Gr... (Jeanne), trente-sept ans, malade depuis trois.	La sœur de son père infirme et imbécile ; on croit, sans l'affirmer, qu'il y a eu du côté de sa mère un idiot.
P... (Josephte), onze ans, malade depuis sept mois	Son père est mort fou, et elle est, par sa mère, nièce de Jeanne B..., la plus furieuse de toutes les malades ; appartient, par conséquent, à la famille B... Sa mère, qui a été malade aussi, est une femme très exaltée.
Br... (Jeanne), quarante-huit ans, malade depuis cinq ans.	C'est une très vieille hystérique. Le frère de son père était fou ; elle a ou a eu un frère qui n'avait pas la tête *solide*.
Th... (Marie), dix-neuf ans, malade depuis un an.	Un grand oncle et une tante étaient *comme* fous.
L... (Célestine), seize ans, malade depuis trois.	Appartient encore à la famille B... ; parente d'Anne B .., les oncles maternels de celle-ci étaient ses cousins : l'un a été désigné comme *timbré* et l'autre comme idiot.

Ne voulant ni augmenter ni diminuer leur valeur, j'ai reproduit ces notes dans les termes mêmes où je les ai recueillies ; elles sont en général assez précises pour ne laisser aucun doute. Ainsi, sur 120 malades, 59 ont ou ont eu des parents généralement atteints de divers états névropathiques mal définis, mais réels, ou d'affections qui peuvent exercer sur les descendants une influence analogue, et, sur ces 59 malades, 47 le sont devenues dès les premiers temps de l'invasion, ou n'ont pas dépassé, avant de le devenir, la première moitié du temps écoulé de cette invasion à ce jour.

Les souvenirs auxquels je me suis adressé n'ont pu retrouver d'autres filiations entachées de prédispositions héréditaires ; mais l'absence de renseignements sur l'ascendance de 60 malades ne prouve point absolument l'absence chez ces malades de tout vice originel : cette preuve pût-elle exister, il n'en demeurerait pas moins établi que si d'autres causes peuvent agir et ont agi, l'hérédité a le plus souvent préparé, facilité leur action.

J'ai eu bien de la peine à obtenir ces renseignements et je n'ai pu les pousser plus loin ; mais je suis convaincu que beaucoup d'états pathologiques pouvant transmettre aux descendants diverses prédispositions n'ont pas été remarqués, que beaucoup de malades qui ne comptent pas d'aliénés dans leurs familles pourraient y trouver des affections nerveuses, scrofuleuses, dont le souvenir s'est effacé.

Si aux 59 malades dont j'ai retracé la parenté j'avais pu rattacher tous les membres de leurs familles qui, sans avoir de convulsions, éprouvent des symptômes de l'épidémie, le nombre de ces prédestinés ou *prédisposés* serait bien autrement considérable : ainsi le sieur L..., qui est si voisin de la lypémanie, et sa sœur Julienne L..., femme François P..., sont frère et sœur de la femme Guérin Pl..., épileptique ; une femme T..., autre que celles déjà nommées, appartient encore à la famille R...; une femme P..., née B..., est sœur de Jeanne B..., et ainsi de beaucoup d'autres. Cependant, si l'hérédité paraît avoir fait le plus de victimes, il est à croire qu'il s'est rencontré aussi des prédispositions toutes personnelles, que j'appellerais volontiers initiales, c'est-à-dire dégagées de tout levain héréditaire.

Le nombre des individus privés à divers degrés de leur raison, et cités comme ascendants ou parents de personnes atteintes par l'épidémie, justifie ce que je disais en commençant de la fréquence de l'aliénation dans cette contrée. Treize sont encore vivants dans la commune : six idiots plus ou moins complets, cinq imbéciles, une ancienne maniaque devenue, démente et une convulsionnaire actuellement en état complet de lypémanie.

Sur une population de 2000 âmes, c'est 1 sur moins de 200, et je ne compte que ceux dont la situation est bien tranchée, laissant de côté quelques simples d'esprit, très voisins de l'imbécillité.

Pour compléter le tableau, il faut à ces infirmités morales ajouter les infirmités physiques apportées en naissant ou survenues peu après ; elles sont représentées par :

Trois rachitiques bossus ou plus ou moins contrefaits, deux pieds bots, et un boiteux.

Malgré la fréquence des mariages consanguins, je n'ai vu ni un sourd-muet, ni un aveugle de naissance ; les effets de cette cause de dégénérescence semblent donc se modifier selon le milieu dans lequel ils doivent se développer, et se traduire ici principalement, en s'ajoutant à d'autres causes, par une extrême susceptibilité du système nerveux.

X

Les faits surnaturels.

Malgré la durée assez longue de mon séjour à Morzines, je n'ai vu aucun acte, aucun fait qui eût seulement l'apparence de sortir de l'ordre naturel.

On m'avait prévenu, il est vrai, et le même avertissement avait, au mois de septembre, été donné à M. Arthaud, que la maladie avait changé d'aspect, que les phénomènes précisément qui avaient été réputés surnaturels ne se produisaient plus.

La nature protéiforme des affections nerveuses, la mobilité ordinaire de leurs symptômes, peuvent certainement autoriser à admettre la sincérité de cet avis ; mais j'avoue que je n'ai pu l'accueillir sans défiance, tant étaient intéressées à le faire accepter les personnes qui le donnaient.

Il y avait cependant quelque chose de vrai, c'est que les malades n'étant plus surexcitées par des cérémonies, des visiteurs, moins questionnées, parlaient moins et avaient ainsi moins d'occasions de dire des choses *extraordinaires* ; mais les crises étaient encore ce qu'elles étaient en général au début, quand les malades n'étaient pas tourmentées. Et cependant on n'avait jamais fait de distinction à l'époque que l'on pourrait appeler le *beau temps* de la maladie ; de quelque manière qu'elle se manifestât, tout malade était *possédé*, bien que, chez tous, les phénomènes ne fussent pas les mêmes et n'eussent pas les caractères étranges observés seulement chez quelques-uns.

Sans attaquer le principe de la possession qui n'est pas en cause, il est facile de voir qu'il a fallu singulièrement forcer le sens des mots qui la définissent, pour les appliquer aux malades de Morzines.

De tous les faits qui ont servi de points d'appui aux partisans de la possession, les uns sont très probablement faux, et ceux qui sont vrais au fond, ou peuvent l'être, ont été exagérés ou expliqués même de très bonne foi, pour les besoins de la thèse que l'on soutenait.

Je dis qu'il y a des faits probablement faux. Je suis tout naturellement amené à cette affirmation relative, en comparant ce que j'ai vu et entendu, à tout ce qui a été cité, en me rappelant l'esprit inventif des habitants, leur crédulité et la ténacité qu'ils mettent à soutenir ce qu'ils ont une fois avancé.

Les exemples ne sont pas rares :

Un homme avait imaginé de faire allaiter un jeune chevreau par une chienne dont il avait tué les petits ; comme cette bête avait parfaitement adopté ce nouveau nourrisson et en prenait autant de soins qu'elle aurait pu le faire d'un de ses chiens, il répandit le bruit que le chevreau était le produit de la chienne et un nouvel effet des maléfices.

Invité par moi à mettre fin à cette plaisanterie, moins innocente ici qu'elle n'eût pu l'être partout ailleurs, il m'avoua qu'*il y avait bien déjà une vingtaine d'imbéciles* qui y croyaient et l'affirmaient partout comme un fait certain.

Le bruit se répandit un jour, dans les communes voisines, et jusqu'à Thonon, qu'une petite fille de huit ans m'avait, pendant une crise, fait l'énumération de tous les membres de ma famille, dit la position de chacun et retracé tous les incidents de ma vie ; que j'étais convenu de la vérité de tout ce qu'elle avait dit, et l'on ajoutait : «Il faut que ce monsieur soit bien incrédule pour nier encore la possession ; des gens ont *affirmé* avoir entendu ces révélations....» Et il n'y avait pas un mot de vrai, la petite fille elle-même était de pure invention.

Une fois, on me conduisit chez une malade *qui parlait arabe,* en me prévenant que comme elle était très capricieuse, elle ne voudrait peut-être pas parler en ma présence. Elle eut sa crise, mais refusa en effet de parler sa langue favorite, en disant que j'étais trop curieux ; ce que toutes répondent souvent aux spectateurs qui ne leur paraissent pas disposés à les croire sur parole. M'adressant alors à mon introducteur, je lui dis : « Est-ce bien vrai que cette fille parle arabe ? » Sur sa réponse affirmative, appuyée par les autres assistants, parents et amis, je demandai si quelqu'un d'entre eux ou tout autre habitant savait l'arabe. « Oh ! non, me répondit-on, il n'y a qu'elle (la malade) qui parle cette langue. » Personne n'avait prévu l'objection ; mais la fille n'en *continua* pas moins *de parler arabe.*

Une autre fois, je venais de quitter la nommée Pauline B... à la fin d'une crise; on me rappela en me disant : « Sa crise vient de la reprendre, mais elle change. Pauline ne parlait presque jamais, et la voici qui parle auvergnat. » Je trouvai en effet la malade en proie à une nouvelle crise, parlant parfaitement français, mais donnant à sa voix l'accent auvergnat.

Depuis ce jour tout le monde *sait* et *certifie* que Pauline *a parlé auvergnat.*

D'autres, toujours de la même façon et par le même procédé, ont parlé anglais, italien, etc.

La nommée Sc..., femme T..., âgée alors de vingt-deux ans et nourrice, étant allée à une foire dans les environs, à plusieurs lieues, éprouva quelque chose à un certain moment qui la convainquit qu'on venait de lui *donner le mal*, mais elle ne put voir qui; fort troublée, elle revint bien vite chez elle, croyant qu'elle allait avoir une crise. En arrivant, elle donna le sein à son enfant, âgé de six mois; à mesure qu'il tetait, elle *sentait* que *le démon* la quittait pour entrer dans l'enfant. Elle n'eut donc pas de crise, mais l'enfant s'agita aussitôt, et fut pris de convulsions *comme les filles;* dans cet état il *s'écria :* « Papa, maman ! Ah ! mon Dieu ! que je souffre ! » La mère et le grand-père, qui étaient près du petit malade, ont entendu et affirment ces paroles ; des voisins qui étaient dans une pièce à côté ne sont pas moins affirmatifs.

M. le curé, prévenu, reconnut, dit-on, la possession, exorcisa l'enfant ; mais les convulsions continuèrent, et il mourut étouffé par le diable, *car il devint tout noir*.

Le grand-père, que j'ai interrogé plusieurs fois, a fini, après bien des détours, par me dire : « Je jure que l'enfant a dit *papa, maman*; le reste est vrai aussi, mais je n'en ferais pas serment. »

On sait que la prétention de parler des langues étrangères, quand ils n'en connaissent aucune, n'est point rare chez les aliénés, et même chez de simples hystériques; ils articulent des sons qui ne sont des mots en aucune langue, et font ainsi de prétendus discours qu'ils déclament avec les gestes qui pourraient accompagner des paroles réelles : c'est ce que faisait la jeune fille qui *parlait arabe*, et celles qui *parlaient* anglais, italien. Des personnes auxquelles ces dernières langues étaient familières les ont interpellées, sans jamais, bien entendu, recevoir de réponse.

Peut-être ceux qui tiennent au merveilleux pourront-ils dire qu'il est arrivé à ces malades ce qui arrive à certaines somnambules *lucides* : l'incrédulité des interrogateurs paralyse leurs moyens.

L'histoire racontée par la jeune femme Sch... n'a pas besoin d'explication; — tout le monde connaît l'influence des affections morales sur le lait des nourrices, et les funestes effets que peut avoir pour le nourrisson un lait ainsi vicié.

Pour le fait capital, les paroles prononcées par l'enfant, on a vu tout à l'heure à quoi, malgré ses restrictions, les réduit en réalité le grand-père; dans cette mesure, le fait est fort acceptable, car les cris d'enfants de cet âge, et même plus jeunes, simulent souvent l'articulation de ces deux mots : *papa, maman*.

Les malades, a-t-on dit, ont révélé à des personnes leurs pensées ; je n'ai jamais pu savoir quelles avaient été les pensées ainsi révélées : tout le monde en parle, mais personne n'en peut citer une. A moi aussi, elles m'ont souvent révélé ma pensée, quand à mon approche elles s'écriaient : «Tu crois que nous sommes malades, que nous sommes des folles, etc. »

Elles ont raconté des choses anciennes, des événements accomplis avant qu'elles fussent nées et qu'elles ignoraient complétement ; dans ce genre, je n'ai pu découvrir que le récit d'épisodes de la bataille d'Austerlitz fait à un vieux soldat, qui *n'en avait jamais parlé*.

Elles faisaient des prédictions ; elles ont annoncé que telle ou telle personne aurait la maladie tel jour. — Cette prédiction, qui s'est souvent renouvelée, a été fort heureusement loin de se réaliser toujours ; et quand l'événement semblait la justifier, ce n'était pas la clairvoyance des malades qu'il aurait fallu admirer, mais le peu de résistance morale de ceux qui en étaient l'objet, qu'il fallait déplorer.

La prétendue prédiction, loin d'être, si l'on peut ainsi dire, un reflet anticipé du fait futur, donnait elle-même naissance au fait, en augmentant les inquiétudes, les terreurs qui existaient déjà.

La vue de tout ce qui rappelle la religion, le moindre contact, même ignoré, des choses bénites, mettent les malades en convulsion ; le fait est vrai, mais on aurait pu ajouter que les objets non bénits produisent le même effet, si les malades supposent qu'ils le sont : l'expérience en a été faite maintes fois. La femme du docteur Tavernier, se trouvant à Morzines, proposa à une malade de la toucher avec une relique d'une grande vertu qui lui avait été apportée de Rome et qui pourrait la guérir ; la malade ayant accepté, cette dame lui posa sa montre sur le front (c'était la prétendue relique), et à l'instant même une crise des plus violentes se manifesta.

Les malades sont d'ailleurs toujours en garde contre les attouchements avec des objets bénits ; dès qu'elles croient que l'on peut en essayer, elles ont des crises. Sur dix crises, si neuf tombent à faux, il n'en est pas question ; mais si la dixième arrive à point, on en fait grand bruit.

Elles ne peuvent réellement passer devant une croix sans avoir des crises, cependant toutes portent au cou des croix et des médailles de l'Immaculée Conception, qu'elles ne porteraient point si elles n'étaient bénites et qu'elles conservent très bien pendant leurs crises.

Pendant leurs crises, elles parlent le français avec une étonnante facilité, même celles qui n'en savent que quelques mots... Nulle part peut-être les écoles ne sont aussi assidûment fréquentées que dans ce pays, et à l'école les leçons ne se donnent pas en patois ; je n'ai rencontré aucun enfant ou jeune fille qui, à partir de sept ou huit ans, ne parlât très couramment le français.

Elles ont donné des réponses exactes à des questions faites en allemand, en latin...

Pour l'allemand, il faut d'abord établir le fait dans sa réalité, il n'a point été adressé de questions en cette langue. Un jeune enfant étranger avait été, assez imprudemment, soit dit en passant, conduit par un ecclésiastique, son précepteur, chez des malades : une d'elles prononça quelques mots qu'aucun des assistants ne comprit ; l'enfant, qui savait l'allemand, dit que ces mots appartenaient à cette langue, mais on ne paraît pas lui en avoir demandé la traduction, et personne n'a pu me la donner.

S'en rapporter si complétement à la sincérité d'un enfant de dix à douze ans pour un fait auquel on devait accorder tant d'importance, et vouloir que le public soit aussi confiant, peut paraître une prétention qui n'a pas le cachet de la plus *mûre* réflexion.

Pour le latin, on cite deux circonstances. La première, c'est M. le curé qui la rapporte : il exorcisait une malade qui lui répondit en français à l'exorcisme qu'il récitait en latin, de manière à ne pas le laisser douter qu'elle avait compris les paroles de l'exorcisme.

Ici encore on ne dit pas quelles ont été ces paroles.

Tous les exorcismes sont des adjurations au démon d'avoir à sortir du corps des possédés, toutes les malades le savent très bien. Si les paroles dont il est question avaient été de celles-ci : *Adjuro te, ut exeas ab hac famula, quam omnipotens Deus ad imaginem suam fecit,* etc., et la réponse : « Non, je ne sortirai pas de cette femme faite à l'image de Dieu, etc., » serait-il bien nécessaire d'invoquer l'intervention d'une puissance surnaturelle pour se rendre compte de la traduction ?

Je ne puis pas affirmer que ce fait se soit ainsi passé, mais j'ai des motifs pour le croire; les magnétiseurs l'expliqueraient, ainsi que tous ceux qui lui sont analogues, par ce qu'ils appellent la *suggestion*, influence qui aurait été exercée par M. le curé, ou les autres interlocuteurs, ou même par la seule idée dominante des malades.

La seconde séance de *latinité* avait eu le vicaire pour auditeur; il adressa à une malade cette question :
— *Quæ sunt sacramenta ?* Elle répondit sans hésitation :

— *Numero septem sunt.*

Il y a dans le texte :

Septem sunt numero.

On s'est extasié sur l'intelligence parfaite que révélait cette transposition du dernier mot; on peut croire aussi bien que c'est précisément parce que la malade l'avait entendu le dernier, qu'elle le répétait le premier, parce qu'il était resté dans sa mémoire comme un signe, un son mnémonique qui l'a aidée à retrouver les autres.

Le savoir des malades, en allemand, en latin, n'est pas allé au delà; ont-elles ainsi satisfait aux indications du *Rituel*, qui dit :

« *Ignota lingua loqui* pluribus verbis, *vel loquatem intelligere.....* »

Ces faits, il est bon de le noter, remontent au début de la maladie, et ne se sont pas renouvelés.

Quand bien même les mots allemands et latins auraient été plus nombreux, il n'y avait pas à s'en étonner

comme on l'a fait : on leur aurait donné une autre interprétation si l'on avait réellement cherché à s'éclairer.
N'y a-t-il pas dans la commune des ouviers qui vont
tous les ans travailler en Suisse, dans les cantons allemands, aussi bien que dans les autres; d'un autre côté,
les prédicateurs n'ont-ils pas l'habitude de faire dans
leurs sermons des citations latines? Il suffisait tout simplement que les malades eussent entendu ces mots allemands ou latins, pour se les rappeler pendant un accès :
dans cet état, tout comme dans le rêve, on voit très
souvent se réveiller des souvenirs depuis longtemps
effacés.

Les auteurs sont remplis de faits semblables, de ces
retours de mémoire sur des choses ou des paroles qui
avaient à peine effleuré l'esprit, et ils en citent de bien
autrement remarquables :

Un boucher qui n'avait vu jouer la *Phèdre* de Racine
qu'une seule fois, se mit, dans un accès de délire, à en
réciter des passages entiers; après son accès comme
avant, il n'en savait pas un mot.

La servante d'un ministre anglican, devenue hystérique, répéta, dans un accès, des sentences grecques
qu'elle avait une fois entendu lire par son maître.

C'est encore un fait d'observation, que les fous religieux font souvent preuve d'une connaissance étonnante
des textes sacrés. Les mots qu'ils ont entendus ou lus
leur reviennent subitement à l'esprit.

Ces quelques mots empruntés par les malades à des
langues qui leur sont inconnues, ne sont donc que des
réminiscences de mots longtemps oubliés, mais certai

nement entendus ou lus, et la vivacité, la rapidité des réponses, tout aussi bien que ces réminiscences, ne sont que le résultat de la surexcitation du cerveau au moment des crises : le cerveau est comme le cœur, une émotion peut en augmenter l'action.

« L'intelligence est dans une si étroite dépendance
» du système nerveux, que des troubles profonds n'af-
» fectent jamais celui-ci, sans qu'un délire, presque
» toujours associé au développement de certaines
» facultés intellectuelles, ne produise consécutive-
» ment. »

Il y a donc augmentation de l'activité intellectuelle; de là naissent des manifestations qui expriment un degré d'intelligence supérieur à celui de l'état normal : cet accroissement momentané d'intelligence se renferme ici dans des limites bien plus étroites qu'on ne l'a vu dans d'autres cas analogues.

On pourrait, sans trop s'éloigner de la réalité, comparer ces malades aux personnes ordinairement calmes ou moroses, parlant peu, qui, après quelques verres de vin, deviennent loquaces, et étonnent d'autant plus par leurs saillies, qu'elles leur sont moins habituelles.

La force musculaire extraordinaire, hors de proportion avec l'âge et le sexe des malades, que l'on a remarquée quelquefois pendant les convulsions, n'a pas elle-même d'autre cause que cette surexcitation qui, du cerveau, s'est étendue, propagée à tout le système des nerfs rachidiens.

Les fous furieux, les alcoolisés, dans un accès de *deli-rium tremens*, déploient une puissance musculaire triple, quintuple de leurs forces normales, et on ne les prend plus pour des possédés.

L'énumération de tous les faits réputés merveilleux, acceptés non-seulement par la population, mais par ceux qui auraient dû être les premiers à en démontrer la fausseté ou l'exagération, serait encore longue, et il serait puéril de vouloir la continuer; je terminerai donc cette revue par les suivants :

La faculté qu'auraient les malades de s'apercevoir de l'approche de ceux qui *donnent le mal*, ou d'un prêtre, sans le secours de la vue, à travers les murs ;

De percevoir les sons à des distances impossibles ;

Et enfin le tour de force du jeune T....., dans son ascension sur un arbre.

Pour la connaissance de l'approche de ceux qui donnent le mal, M. le docteur Arthaud a déjà dit le résultat de l'expérience qu'il a faite ; je l'ai répétée. Je fis venir le sieur Jean Berger, le *plus terrible* de tous les sorciers, dans la salle de la mairie ; je réunis dans une petite pièce contiguë, et séparée seulement par une très mince cloison, cinq malades des plus agitées, je les y ai gardées plus d'une heure, et pas une ne s'est doutée du voisinage.

Une autre fois, j'allai avec un prêtre, désireux de voir et de bien voir, visiter une malade dont les crises étaient fréquentes et très violentes : c'était la nommée Angélique B....., fille de vingt-six à vingt-sept ans, vigoureusement constituée. Elle dormait sur son lit quand nous arrivâmes et était couchée sur le côté ; je me plaçai du côté où était tournée la face, le prêtre restant du

7

côté opposé. Je la réveillai doucement, et sans changer de position elle se mit à causer avec moi, ne se doutant nullement que je n'étais pas seul; je lui dis enfin qu'une autre personne était là et voulait aussi lui parler: elle se retourna, et apercevant ce prêtre, une crise furieuse commença. L'ecclésiastique, déjà étonné, d'après tout ce qui lui avait été raconté, que la crise n'eût pas commencé dès son arrivée, le fut bien plus encore, quand il vit qu'en tenant chacun la malade par un bras, nous réussissions à la contenir et à la maintenir à peu près immobile sur son lit.

L'accroissement des forces pendant les crises est réel, mais il paraît d'autant plus grand que l'on craint davantage, en voulant contraindre les malades, de les blesser ou d'être blessé par elles.

La fille Barbe, se trouvant à Genève, aurait entendu les cloches de Morzines pendant une crise, et dit, sans en avoir eu préalablement connaissance : « On sonne le baptême de l'enfant de M. le docteur Bué... ces cloches me fatiguent. » (La distance est, à vol d'oiseau, de 50 à 60 kilomètres; Morzines est beaucoup plus élevée que Genève, et de hautes montagnes les séparent.)

La mère de la malade soutient que c'est la vérité, et des témoins, ils ne manquent jamais dans ces occasions, confirment sa déclaration.

Si le fait est vrai, un état somnambulique pourrait peut-être l'expliquer; pour moi, je suis très disposé à l'expliquer comme tant d'autres contes déjà passés en revue : ou la malade avait eu connaissance du baptême, ou son historiette n'est qu'un mensonge complet, fabriqué ou arrangé après coup, ou peut-être même une simple coïncidence. Ceci n'est pas une explication, mais c'est une grande probabilité.

L'enfant Tavernier est monté avec une rapidité et une facilité sans exemple, jusqu'à la pointe ou dernier rameau d'un arbre de 50 mètres de hauteur, et, après en avoir cassé l'extrême cime, s'est planté la tête en bas sur le sommet, en gesticulant et chantant, est redescendu, toujours la tête en bas, aussi vite qu'un écureuil.

. Le fait est loin d'être unique dans les annales des prétendues possessions : les nonnes d'Uvertet, dans le comté de Hornn, faisaient absolument la même chose, étant atteintes de la même maladie; ce qui, de leur part, était bien plus extraordinaire que de celle d'un jeune garçon, qui avait précisément la réputation d'une grande habileté dans ce genre d'exercice.

Plusieurs individus m'avaient assuré avoir vu cet enfant dans sa position périlleuse et bien connaître l'arbre sur lequel il était monté.

J'ai voulu voir cet arbre placé au sommet d'une montagne et m'y faire conduire par les prétendus témoins, mais successivement et après avoir pris mes précautions pour qu'ils ne pussent communiquer ensemble avant que chacun m'ait montré le théâtre du prodige.

Chacun me désigna un arbre différent.

La mère de l'enfant m'indiqua enfin le véritable, et me fit voir l'endroit d'où elle aperçut son fils au sommet de l'arbre. Je lui fis répéter sur place la narration qu'elle m'avait déjà faite : je ne voyais que ses jambes, ajouta-t-elle, et je ne l'ai reconnu que parce qu'il chantait, à sa voix.

Le sapin en question n'a pas 50 mètres, mais 25 ; ce qui ne fait rien au fond, mais prouve une fois de plus l'habitude de tout exagérer. Son accroissement paraît depuis longtemps très lent, car les branches, toutes très fortes, sont peu distantes les unes des autres et très serrées ; les plus élevées paraissent grosses au moins comme le poignet ; dans toute la hauteur elles forment une succession de couronnes ou de berceaux superposés, à travers lesquels il serait peut-être difficile de tomber.

L'arbre a encore sa flèche, très courte il est vrai, telle que l'est celle d'un arbre qui croît très lentement ; si la tête de l'enfant y avait été posée, les jambes n'auraient pas été seules visibles, mais tout le corps aussi et la tête elle-même. Il paraît donc évident que la tête de l'enfant était tout simplement posée sur les dernières branches, si tant il est vrai, ce que je ne voudrais point affirmer, qu'il se soit placé la tête en bas. La mère reconnaît bien que de la place qu'elle occupait, elle voit la cime de l'arbre, mais *c'est égal, elle ne voyait que les jambes de son fils et il avait la tête sur la cime.*

En ne lisant que l'exposé de ce fait, il peut paraître très extraordinaire, il le devient beaucoup moins quand on a vu l'arbre. Le moindre clown et même un enfant habitué aux exercices gymnastiques en feraient certainement autant.

Il suffit, pour accomplir des tours semblables, de n'avoir pas peur ; l'habitude et certains états pathologiques diminuent ou font disparaître ce sentiment.

Le jeune T... réunissait ces deux conditions, il avait l'habitude et il était dans un état somnambulique.

Il n'est personne qui n'ait traversé un fossé sur une planche étroite : si cette planche avait été à 10 mètres du sol, aucun n'aurait osé y poser le pied, et un acrobate serait passé sans hésitation.

Tout le monde connaît les observations assez fréquentes de gens qui, dans un accès de somnambulisme, se promènent sur les toits, et qui, dans leur état normal, n'oseraient pas monter sur un mur de jardin.

Ce n'est pas seulement quand il est grimpé sur son arbre que le jeune T... a eu des accès de somnambulisme, on l'a vu plusieurs fois dans le même état, allant et venant.

M. le docteur Lunier citait, il y a quelques années, une modiste de Blois, qui, dans la même situation, faisait des ouvrages plus délicats qu'elle n'en savait faire éveillée, et allait pendant son sommeil somnambulique dans les différentes parties de la ville où l'appelaient ses affaires.

Il faut donc se tenir pour bien assuré que tout ce qui s'est dit à Morzines, une fois ramené à la vérité, se trouve considérablement réduit ; chacun a fait son conte et a voulu surpasser les autres conteurs.

Ces exagérations se retrouvent dans toutes les relations des épidémies du même genre.

Quand bien même quelques faits seraient réels de tous points et échapperaient à toute interprétation, serait-ce un motif suffisant pour leur chercher une explication au delà des lois naturelles ? Autant vaudrait dire que tous les agents dont le mode d'action reste à découvrir, tout ce qui échappe à notre analyse est nécessairement surnaturel.

Tout ce qui s'est vu à Morzines, tout ce qui s'est raconté surtout, pourra bien, pour quelques personnes, rester le signe manifeste d'une possession, mais c'est aussi très certainement celui de cette maladie complexe qui a reçu le nom d'hystéro-démonomanie.

Personne, il est vrai, n'a dit et ne dira probablement jamais pourquoi une idée donne des convulsions ; mais qui donc a jamais dit la cause absolument essentielle du moindre fait ? La démonstration des vérités mathématiques elles-mêmes ne peut-elle pas être souvent suivie d'un : pourquoi ?

Sans chercher des explications impossibles ou hasardées, m'en tenant à ce qui résulte de l'observation : qu'une cause ou des causes agissant au milieu de certaines conditions ont souvent produit un effet déterminé, si bien qu'il serait permis de dire que cet état pourra être produit à volonté, toutes les fois que les mêmes causes agiront dans les mêmes conditions, je terminerai ce chapitre comme Marescot finissait son rapport sur Marthe Brossier, mais en appliquant aux narrateurs, et non aux malades, la seconde partie de la phrase : *A naturâ multa, plura ficta, à dœmone nulla.*

XI

A quel titre convient-il de faire entrer les malades dans le domaine pathologique ?

En résumé, on vient de voir un pays dont le climat est rude et la température très variable, où l'hystérie a été de tout temps réputée endémique ; une population dont la nourriture, toujours la même pour tous, plus pauvres ou moins pauvres, et toujours mauvaise, est composée d'aliments souvent altérés, qui peuvent provoquer et provoquent des dérangements dans les fonctions des organes de la nutrition, et par là des névroses particulières ; une population d'une constitution peu robuste et spéciale, souvent entachée de prédispositions héréditaires ; ignorante et vivant dans un isolement à peu près complet ; très pieuse, mais d'une piété qui a pour base la crainte plus que l'espérance ; très superstitieuse, et dont la superstition, cette plaie que saint Thomas appelait *un vice opposé à la religion par excès*, a été plus caressée que combattue ; bercée par des contes de sorcellerie qui sont, en dehors des cérémonies de l'Église, la seule distraction que n'a pu empêcher une sévérité religieuse exagérée ; d'une imagination vive, très impressionnable, qui aurait besoin de quelque aliment, et qui n'en a d'autre que ces mêmes contes ou ces mêmes cérémonies.

Dans ces conditions physiques et morales, cette population a tout à coup remarqué, parmi quelques-uns de ses membres, un état particulier, pour elle tout à fait inconnu et dont les manifestations semblaient dépasser les bornes imposées par la nature.

Sous la pression de tant de causes, d'influences réunies, cet état indéfini, mais auquel on avait bien vite donné un nom, assigné une cause, se propagea rapidement, s'aggrava, et devint par la contagion de la peur, par *imitation*, autre cause de contagion tout aussi active, une véritable épidémie, s'attaquant toujours et principalement, dans sa forme la plus grave, aux enfants, aux jeunes filles, aux femmes, c'est-à-dire aux personnes dont l'impressionnabilité, la sensibilité nerveuse étaient plus grandes.

Le mot de *possession* était dans tous les esprits et dans toutes les bouches, quand celui de *maladie* était le seul applicable et aurait dû être seul prononcé.

Si toutes les personnes atteintes par cet état singulier sont des malades, à quel titre convient-il de les faire entrer dans le domaine pathologique?

Elles ont une idée fixe, dominante, que rien ne peut ébranler; elles sont *possédées* par un ou plusieurs démons toujours présents, mais tour à tour calmes ou irrités, qu'elles ne voient point d'ordinaire, mais qu'elles sentent et entendent se mouvoir et parler en elles, dans leur estomac, dans leurs intestins; elles éprouvent donc des illusions, des hallucinations sensoriales et viscérales, qui, dès qu'elles se sont produites une fois, restent dans leur esprit comme des réalités, et amènent à leur suite des conceptions délirantes, toujours à peu près les mêmes chez toutes les malades, et n'offrant d'autres variétés, et encore rarement, que celles que peuvent leur imprimer l'âge, l'individualité.

Ces conceptions provoquent des convulsions fréquentes et un délire violent pendant lesquels les malades peuvent perdre la conscience de leur personnalité ; mais ce délire violent qui accompagne presque toujours les convulsions ne dure dans son expansion que ce que durent celles-ci, et cède bientôt la place à une disposition mélancolique qui n'exclut point la raison sur les choses étrangères à l'idée, mais qui modifie notablement les sentiments affectifs.

Cette disposition mélancolique se remarque à un plus haut degré chez les malades qui ont dépassé le temps de la jeunesse, même chez ceux qui n'ont jamais eu d'accidents convulsifs, tout en éprouvant des symptômes plus ou moins graves, et principalement chez les hommes; ceux même qui ont le mieux résisté jusqu'à ce jour, éprouvent tous ou presque tous une anxiété, une sorte de tristesse épigastrique, qui n'est que le premier degré d'un état mélancolique ou seulement hypochondriaque, qui tend chaque jour à se prononcer davantage.

On pourrait se dire peut-être que tout ce qui a été observé ou s'observe chez les malades de Morzines, n'est que le résultat des croyances dans lesquelles elles ont été élevées, et que rien dans leurs idées ne s'écarte de la raison commune, car pour elles, dans l'isolement de leur existence, la raison commune, c'est la raison de leur village ; mais les croyances sont bien anciennes et

la maladie comparativement bien récente : ce serait
étendre à un état général et fort complexe ce que le
savant M. Parchappe et M. Brierre de Boismont ont dit
seulement de l'hallucination, ce qu'ils n'ont certainement pas entendu appliquer à des cas de ce genre.

S'il peut exister des hallucinations chroniques plus ou
moins continues, regardées par l'halluciné comme des
sensations vraies, qui soient compatibles avec une raison complète, ce ne peut être quand ces sensations provoquent un état physique, des paroles, des actes qui
s'éloignent autant de l'état, des paroles et des actes qui
étaient habituels avant leur apparition ; la raison ne
saurait donc être entière pendant la durée de cet état,
quand se disent ces paroles, se consomment ces actes.

MM. Esquirol et Calmeil, dans les descriptions qu'ils
ont faites des épidémies de même nature, observées
dans les siècles passés, n'ont point hésité à considérer les
malades de ce temps-là comme des aliénés.

Les malades de Morzines peuvent-elles être autrement
classées ? Je ne le pense pas, puisque chez elles on retrouve tous les caractères principaux de la maladie dé-
crite par les hommes éminents que je viens de nommer.

Les phénomènes remarqués n'ont pas tout l'éclat de
ceux de Loudun par exemple, mais le mal est le même,
et la cause des quelques différences dans les effets est
facile à saisir : d'un côté étaient des femmes instruites,
de l'autre ne sont que de pauvres paysannes fort igno-
rantes.

XII

Inutilité des agents pharmaceutiques. — Moyens moraux. — Intimidation. — Dispersion des malades. — Résultat.

« Une maladie morale à guérir, c'est une éducation à refaire. »

Jamais ce principe n'a été d'une application plus nécessaire.

Ce n'est donc point à la pharmacopée qu'il faut demander les moyens de faire disparaître la maladie dont je viens de retracer le tableau.

J'ai cependant voulu expérimenter quelques médicaments, mais ma tentative a été sans succès ; les malades étaient tellement persuadées que tout médicament devait leur être plus nuisible qu'utile, leur conviction était si bien arrêtée, que celles qui consentaient à essayer quelque chose accusaient des souffrances *atroces* après la moindre cuillerée d'une simple potion calmante : j'en ai vu auxquelles je n'avais donné, pour les éprouver, que de l'eau sous les apparences d'une potion, se plaindre et se tordre sous l'étreinte de la douleur gastralgique provoquée par une cuillerée de cette eau, ou plutôt par l'idée que son ingestion ramenait.

L'administration de tout médicament était d'ailleurs très difficile ; il n'était pas possible de laisser des substances actives en de pareilles mains : ou les malades n'auraient rien pris, ou elles l'auraient fait tout autrement qu'il ne leur aurait été prescrit, et l'on se serait exposé à des accidents toujours fâcheux, qui auraient eu ici une portée bien autrement grave encore que dans toute autre circonstance.

Pour faire prendre des médicaments de manière à en mesurer et constater les effets, à éviter tout danger, il aurait fallu pouvoir les administrer soi-même ; mais les habitudes, l'éloignement, les courses perpétuelles des malades, rendaient matériellement impossibles ces précautions pourtant indispensables.

Chez quelques-unes, celles que je pouvais voir plus souvent et plus régulièrement, j'ai bien obtenu un amendement momentané dans la fréquence et la violence des crises ; mais je n'ai jamais pu réussir à les faire persévérer assez longtemps pour savoir si je serais arrivé à un résultat plus satisfaisant, plus complet, ni même pour être bien sûr que c'était aux médicaments qu'elles devaient l'amendement survenu.

J'ai employé tous les moyens connus dont j'ai pu disposer, mais je crois que rien ne pouvait réussir, et j'avais, je l'avoue, tout tenté sans conviction, sans rien espérer : impuissants à détruire la cause du mal, les remèdes ne pouvaient le guérir ; efficaces dans d'autres conditions, dans un hôpital approprié peut-être, leur action devait être nulle au foyer de l'*infection* ou insuffisante.

Les seuls malades auxquels un traitement a été profitable, malheureusement le nombre de ceux qui ont voulu s'y soumettre n'a pas été grand, sont ceux qui, sans avoir de convulsions, éprouvaient tous les autres symptômes de la maladie.

Dans ce cas, des vomitifs, l'émétique en lavage, des purgatifs associés aux vermifuges pour les enfants principalement, ont produit de bons effets, surtout quand j'ai pu soumettre après les malades à l'usage des toniques, du vin de quinquina ou de gentiane et à une meilleure nourriture.

La gentiane serait, pour les habitants de ce pays, un excellent médicament contre l'apparition de la plupart des affections gastro-intestinales qui les tourmentent, et elle croît partout en abondance.

L'atmosphère morale au milieu de laquelle vivent les malades est pernicieuse. Un seul homme, le curé, s'il eût été dans une autre situation vis-à-vis de la population, aurait pu exercer une influence salutaire en faisant entendre à tous le langage de la raison ; il l'a tenté dans les derniers temps, mais ses convictions antérieures lui avaient enlevé tout crédit dans ce sens.

Les contes de faits merveilleux continuaient, l'irritation contre les prétendus sorciers ne se calmait point ; il était indispensable pourtant de chercher à y mettre fin et d'empêcher le renouvellement des scènes du mois d'avril, car elles étaient un péril pour les uns et une cause de surexcitation de plus pour tous.

Les seuls moyens qui eussent jusque-là arrêté les crises étaient des moyens moraux : l'intimidation paternelle chez les enfants, les exorcismes, des pèlerinages chez les autres, le magnétisme pour quelques-unes ;

mais exorcismes, pèlerinages, magnétisme, avaient été loin de réussir toujours, et quand les crises ont été arrêtées par ces moyens, ce n'a été très généralement que pour des semaines, des mois, une ou plusieurs années pour quelques rares privilégiées, mais presque toujours il y a eu rechute.

C'est que ces moyens, tout en calmant l'imagination momentanément, ne détruisaient pas la cause première, la croyance à la possession, la confirmaient au contraire, les exorcismes surtout; les malades conservant leur idée, restant dans le même milieu générateur des causes, ne tardaient pas à voir renaître toutes leurs appréhensions, puis leur gastralgie, synonyme pour elles d'une nouvelle invasion de diables, et peu après les convulsions.

Il fallait donc recourir aussi à des moyens moraux, mais d'un autre ordre que ceux déjà employés.

Le premier, c'était de solliciter de l'autorité ecclésiastique, dont j'avais pu apprécier les bienveillantes dispositions, le changement du curé et son remplacement par un homme dégagé de toute solidarité avec les idées reçues à Morzines.

Il fallait forcer les malades à rompre les relations continuelles qu'elles avaient entre elles, pour empêcher ce qui arrivait journellement, que les impressions de l'une, lui donnant une crise, n'en provoquassent chez les autres, chacune ayant bien assez de sa propre excitation, sans aller emprunter celle de ses voisines, les crises appelant les crises.

Il fallait de plus et surtout les soustraire aux regards

de celles que le mal n'avait pas encore atteintes ou complétement envahies, car la vue conduisait à l'imitation et devenait la principale voie de propagation du mal. *La vue des angoisses d'aultruy m'angoisse*, disait Montaigne. Ces angoisses, sans cesse renouvelées et même recherchées par l'attrait d'une curiosité, d'un vertige jamais rassasiés, devaient cesser sous peine de voir augmenter le nombre des victimes.

Mais la persuasion n'aurait pu suffire pour arriver à ces fins, et les mesures qu'elles devaient nécessiter pouvaient soulever une vive opposition, j'en avais acquis la certitude.

M. le curé lui-même, se faisant illusion, j'ai pu m'en convaincre plus tard, sur la nature de son influence, m'avait averti qu'il ne répondait point de ce qui arriverait, s'il était question de son changement.

Je me décidai alors, pour éviter des résistances possibles, et surtout pour arrêter ces pauvres gens sur la pente des entraînements auxquels je les voyais si disposés, et dont ils auraient pu, d'un instant à l'autre, avoir à rendre compte à la justice, à demander l'envoi d'une brigade de gendarmerie et d'un petit détachement d'infanterie.

Leur arrivée produisit ce que j'avais espéré : une intimidation générale et la conviction que l'autorité était bien décidée à recourir à tous les moyens pour atteindre le but.

J'avais espéré aussi pouvoir tirer parti de la présence de ces quelques militaires pour produire autre chose encore que de l'intimidation ; j'aurais voulu les mettre en rapports continuels avec les habitants qui, ne voyant jamais d'étrangers, ne trouvent jamais de contradicteurs ; en faire des *combattants* de l'erreur et des sottes croyances ; mais l'autorité militaire, mal renseignée sans doute, et s'exagérant le danger qu'auraient pu courir ces hommes en s'isolant les uns des autres, avait donné des ordres qui ne me l'ont pas permis.

A partir de ce moment, il ne parut plus de charlatans venant exploiter la crédulité publique, les histoires merveilleuses ne se produisirent plus que timidement et à la dérobée, et il ne fut plus question ni de tuer ni de brûler personne.

Il y avait d'ordinaire, tous les dimanches, des crises dans l'église pendant la messe, car, malgré leur répugnance pour les choses religieuses, des malades s'y rendaient toujours. Je fis circuler le bruit que la gendarmerie emmènerait quiconque troublerait l'office, et l'on ne bougea plus ; il en fut de même pour les crises dans les rues. Ce qui prouve bien ce que peuvent la volonté et l'observation de soi-même pour l'apparition ou l'éloignement des crises ; j'ai eu l'occasion de le remarquer souvent, mais non chez toutes les malades.

Il en est de même des préoccupations. Un jour, je trouvai réunies les six plus furieuses de toutes les malades ; toutes avaient de très fréquentes crises pour les moindres causes. Dans une de mes précédentes visites, elles m'avaient assailli en me lançant tout ce qu'elles trouvaient à leur portée, et s'étaient précipitées sur moi en me menaçant de toutes les fureurs de *leurs diables*, menaces qui, pour elles, ne sont pas éloignées de l'action ;

au moment où j'arrivai près d'elles cette dernière fois, on venait de leur dire que j'inscrivais les noms des malades pour faire mettre en prison celles que je verrais en crise.

Pas une ne bougea, et cependant je restai longtemps près d'elles et fis tout ce que je pus pour les irriter et provoquer des crises.

Une autre, qui avait aussi des crises très fréquentes, et qui savait que je la faisais surveiller de très près, resta toute une semaine sans en avoir, parce qu'elle ne voulait pas aller à l'hôpital et prétendait me prouver qu'elle était guérie.

Une autre encore, dont le mari avait été arrêté préventivement et avait obtenu sa liberté sous caution, courut pendant une dizaine de jours pour réunir la somme exigée; pendant ce temps elle n'eut pas une seule crise, mais elles revinrent dès que la préoccupation eut cessé.

J'avais fait préparer une salle dans l'hôpital de Thonon, et je commençai à y envoyer les plus malades, avec l'intention bien arrêtée de ne considérer Thonon que comme une première étape, et de demander leur translation dans un asile d'aliénés, si, comme je ne le craignais que trop, le séjour dans cet hôpital n'était point suivi de guérison.

La direction, la surveillance médicales dans les petits hôpitaux ne peuvent être en général assez actives, assez continues, la vie de chaque instant ne peut y être assez réglée pour de pareilles malades; aussi l'épreuve réussit d'autant moins, qu'on ne sut pas ou qu'on ne put pas se rapprocher, comme je l'avais recommandé, des conditions d'un asile.

Le zèle des administrateurs, pas plus que celui des médecins, MM. les docteurs Noël et Tavernier, n'avait pourtant point failli à la mission qu'ils avaient généreusement acceptée ; on ne peut donc accuser personne, sinon l'hôpital lui-même, dont l'organisation n'a pu se plier aux nécessités d'un service aussi spécial.

Je ne veux pas dire cependant que des malades ne pourront pas guérir dans des hôpitaux ; car, indépendamment de tout traitement, l'éloignement de leur commune, le changement d'air, de nourriture, l'absence de causes excitantes, si l'on sait les éviter, pourront suffire pour amener la cessation des crises ; mais il est à craindre, justement en raison des difficultés de la direction et de la surveillance médicales, que, dans quelques cas, les guérisons ne soient pas beaucoup plus solides que celles déjà obtenues par des exorcismes, des pèlerinages ; les malades pouvant, et je suis certain qu'elles n'y manqueront pas, attribuer leur guérison à des influences tout autres que celles du traitement qu'on aura pu leur faire suivre, c'est-à-dire aux aumôniers, aux religieuses plus qu'aux médecins : ce qui leur laisserait et confirmerait pour elles l'idée génératrice de leur maladie, la maladie elle-même, dont les manifestations seraient toujours exposées à renaître si l'action religieuse n'a pas été assez mesurée, n'a pas combattu les exagérations superstitieuses et a laissé subsister les croyances erronées.

Il devrait y avoir une sorte de lazaret moral où l'on

pourrait enfouir, aussitôt qu'ils se montrent, les désordres moraux ou nerveux dont la propriété contagieuse est établie, a dit mon ancien ami le docteur Bouchut.

En attendant mieux, ce lazaret est tout trouvé, c'est l'asile d'aliénés; c'est le seul lieu vraiment convenable pour le traitement rationnel et complet des malades qui m'occupent, soit que l'on admette que leur maladie est bien une forme, une variété de l'aliénation, et quand bien même encore on ne voudrait pas qu'elles fussent, à aucun titre, prises pour des aliénées.

Il faut produire sur elles un certain degré d'intimidation, occuper leur esprit, de manière à laisser le moins de temps possible à leurs préoccupations habituelles; briser ces préoccupations par d'autres préoccupations; les soustraire absolument à toute influence religieuse irréfléchie et non mesurée, aux conversations, avis ou observations susceptibles d'entretenir leur erreur, qu'il faut au contraire combattre tous les jours; leur donner un régime approprié; les obliger enfin à se soumettre aux prescriptions qu'il pourrait être utile d'associer à un traitement purement moral et avoir les moyens d'exécution.

Où trouver réunies toutes ces conditions nécessaires, essentielles, ailleurs que dans un asile? On a craint pour ces malades le contact avec de vraies aliénées; ce contact eût été moins fâcheux qu'on ne l'a pensé, et il eût été facile après tout de consacrer provisoirement un quartier aux seules malades de Morzines.

Si leur agglomération avait eu quelques inconvénients, on aurait pu trouver des compensations dans la réunion elle-même, et je reste convaincu que le nom d'asile, de maison de fous, eût peut-être seul amené plus d'une guérison, ou qu'il se fût rencontré peu de diables qu'une douche n'eût mis en fuite.

Je n'ai d'ailleurs jamais prétendu que toutes les malades dussent être conduites dans un asile; je réservais ce moyen pour les plus gravement atteintes.

Ce que je voulais, c'était qu'il ne restât point de convulsionnaires dans la commune.

Ne pouvant recourir à l'asile, je continuai à diriger quelques malades sur les petits hôpitaux du département, et je conseillai aux autres de s'éloigner, leur laissant le choix entre l'hôpital et une absence volontaire un peu prolongée, persuadé que j'étais et suis encore que c'est le meilleur moyen d'arrêter les envahissements de la maladie et de la guérir.

Pour être efficace et d'un résultat qui ne se fît pas trop attendre, il fallait que cette mesure n'admît, autant que possible, aucune exception.

Peu à peu, quelques secours pécuniaires aidant, il ne resta bientôt plus que trois ou quatre femmes que le terme prochain de leur grossesse ne permettait pas de déplacer, et je leur avais fait promettre de s'isoler du mieux qu'elles pourraient.

Cette sorte d'expulsion peut paraître un moyen rigoureux, mais il trouvait sa sanction dans l'intérêt général, dans celui des malades elles-mêmes, et il n'était pas, après tout, plus excessif que les séquestrations d'office par voie administrative, d'un véritable ou plutôt de tout autre aliéné; il n'était que l'extension de la même pensée et tout à fait analogue, mais en sens contraire, à l'établissement d'un cordon sanitaire.

Comme traitement, il n'était que l'application à un grand nombre (pas assez grand pourtant pour la rendre difficile) de celui que prescrivent journellement les aliénistes pour des cas isolés d'affections semblables ou plus ou moins voisines ; traitement peu nouveau, que les anciens Égyptiens conseillaient déjà. Il devait avoir ici un double avantage : il était tout à la fois un traitement pour les malades qui partaient et pour la population qui restait.

D'habitude il survenait de temps en temps quelques cas nouveaux, ou bien d'anciennes malades retombaient ; pendant toute la suite de mon séjour, il ne se déclara ni un seul cas nouveau, ni une rechute.

Les malades s'étaient dispersées dans toutes les directions au gré de leur désir ou selon leurs relations, emportant toutes quelques prescriptions qu'aucune n'aura suivies. On sait qu'il avait été constaté qu'une fois hors de la commune, leurs crises devenaient rares, ce fut ce qui arriva ; une vingtaine s'étaient réfugiées à Lausanne et ses environs ; au bout d'un mois, je fis prendre des informations : une seule pendant ce temps avait eu une seule crise. Plus sont fréquentes les crises, plus devient excessive l'impressionnabilité, et plus le calme dure au contraire, plus s'émousse cette impressionnabilité.

J'ignore ce qu'aura duré leur éloignement après mon départ ; s'il n'a pas été assez prolongé, je crains qu'à leur rentrée chez elles, les crises n'aient recommencé.

Que l'on adopte l'asile ou que l'on s'en tienne à l'hôpital pour les plus malades, et au simple éloignement
pour celles qui le sont moins, ce qui me paraît un fait
acquis, c'est que la guérison, ou plutôt un traitement à
domicile, n'est pas possible dans les conditions actuelles.

Quelque chose que l'on fasse, on ne peut se dissimu-
ler qu'il faudra du temps pour voir finir cette maladie ; elle a de trop profondes racines, elle a trop duré
déjà pour disparaître promptement ; mais il ne faut lui
laisser aucune trêve et la combattre jusqu'à la fin : pour
les malades d'abord, dont l'organisme, les facultés
morales et intellectuelles chez beaucoup déjà certainement altérées, ne sauraient indéfiniment résister à
d'aussi rudes secousses ; pour la population tout entière,
trop vivement impressionnée par le douloureux spectacle qu'elle a sans cesse sous les yeux, pour ne pas en
éprouver elle-même quelques troubles physiques et
moraux.

Plusieurs personnes, dont un médecin, qui ont habité
le pays et connaissent depuis longtemps chacun de ses
habitants, m'ont assuré qu'elles remarquaient que depuis
le commencement de l'épidémie, le niveau général
des intelligences avait notablement baissé.

Quels hommes seront les enfants nés dans cette période ?

Parmi toutes les malades qu'il m'a été onné de voir,
une seule a complétement perdu la raison ; les convulsions avaient disparu, mais le délire était devenu con-
tinu ; elle est sans cesse en proie à des hallucinations

terrifiantes et refuse très souvent de manger ; elle a été conduite à l'asile de Bassens.

Les résultats seront lents et difficiles ; la configuration et la position du pays accroissent encore les difficultés, mais je crois (sans cesser de penser que l'on gagnerait au moins du temps par l'asile d'aliénés) qu'en persévérant dans les mesures que j'avais adoptées, ces résultats ne sauraient être douteux ; s'arrêter dans la voie serait peut-être plus nuisible que ne l'aurait été l'abstention de toute tentative : ce serait pour la population une confirmation de l'impuissance de tous moyens humains, et par conséquent une certitude de plus du fondement de sa croyance.

Il ne faut pas permettre que des malades ayant des crises restent dans la commune, et il faut conserver la brigade de gendarmerie pour les rechercher et les faire partir ; empêcher l'intrusion des charlatans et maintenir le bon ordre ; surveiller les faiseurs de contes et les livrer à la justice.

Avoir pour ces derniers la moindre indulgence serait laisser au mal un de ses puissants moyens de propagation ; les contes ont fait plus de mal qu'on ne l'a pensé.

On s'est demandé si ces malades pouvaient être ou non responsables de leurs actes.

Les aliénistes sont muets sur le degré de responsabilité des hystériques ; les monographies sur l'hystérie n'ont point non plus traité la question.

D'après la décision rendue dans un procès quasi célèbre, que tout le monde a présent encore à la mémoire, il faudrait les croire irresponsables.

Les malades de Morzines ne sont pas seulement hystériques, il existe chez elles une complication grave qui rend plus douteuse encore l'intégrité constante de leurs facultés, et par conséquent leur entière responsabilité.

De tous les actes susceptibles d'entraîner une responsabilité grave, les plus probables seraient, dans les conditions ordinaires de l'existence des malades, dictés par la crainte, la colère ou un désir de vengeance; jamais une malade n'est sous l'empire de l'un de ces sentiments sans avoir une crise d'autant plus violente que la cause agit davantage sur l'imagination : ainsi qu'une malade se trouve en présence d'un étranger ou de l'un des prétendus sorciers, les proportions de la crise seront très différentes.

Il y a bien toujours une certaine volonté, mais une volonté dont la liberté est absente, ce n'est plus qu'une impulsion qui persiste plus ou moins.

Une seule idée domine et ne laisse place à aucune autre. A ce paroxysme extrême, qu'il est rare de voir atteindre, toute l'activité cérébrale, qui semble emprunter à l'âme elle-même ses propres *forces* pour les convertir en forces physiques, de même que dans certains autres états les *forces* psychiques semblent s'exalter aux dépens des forces physiques; l'activité cérébrale, dis-je, ne produit plus que du mouvement, violent, précipité, accompagné d'un flux de paroles ou incohérentes ou ne se rapportant qu'à l'idée fixe, et qui ne sont que du mouvement encore, bien plutôt que l'expression de pensées.

Souvent, pendant leurs moments de calme, les malades ont pensé, médité, arrêté ce qu'elles voudraient faire, mais l'énergie leur manque pour accomplir leur projet, la crise la leur apporte ; plus souvent encore, elles ne font précisément que ce qu'elles avaient le plus énergiquement cherché à repousser de leur esprit ; c'est même là une des raisons convaincantes pour elles, qu'elles sont sous la domination d'une puissance occulte et malfaisante.

J'ai dit que dans certains cas la volonté peut empêcher une crise de se produire, mais ce ne saurait être toujours , cette puissance de la volonté étant subordonnée à la puissance d'excitation de la cause qui sollicite actuellement la crise.

La volonté d'éviter une crise n'est d'ailleurs jamais spontanée ; elle est provoquée par une impression, un intérêt, et entre ce qui sollicite la crise et ce qui tend à l'empêcher, c'est ce qui impressionne le plus vivement qui l'emporte.

Mais cette observation ne s'applique point à la crise en *action* ; une fois qu'elle existe, il est rare que quelque chose puisse la modifier et détourner l'idée des malades.

Quand cela arrive , ce n'est que chez les malades jeunes, dont la maladie n'est ni ancienne ni très grave, mais jamais chez les autres.

Sans entrer dans tous les détails que comporterait la question, et sans prétendre la résoudre, je crois donc que beaucoup de ces malades peuvent être considérées comme irresponsables des actes accomplis pendant leurs crises, mais elles devraient, dans le cas que j'ai voulu prévoir, toujours être conduites dans un asile d'aliénés ; l'état épidémique de la maladie et sa nature contagieuse par imitation rendent cette précaution d'autant plus nécessaire. Laisser ces femmes libres de toute contrainte serait pour elles une excitation à s'abandonner à toutes leurs impressions, et aider ainsi au développement et à la continuation de la maladie : mieux vaudrait, dans l'intérêt commun, devant lequel doit fléchir l'intérêt particulier, ne tenir aucun compte de leur état, et condamner celles qui seraient convaincues de faits incriminés.

XIII

**Moyens d'améliorer les conditions physiques et morales
de la population.**

C'est pour la commune de Morzines un grand bienfait
déjà de chercher à éteindre la malheureuse maladie qui
la trouble depuis si longtemps, mais ce pauvre pays
attend plus encore; il ne suffit pas de faire disparaître
le mal présent, il faudrait rendre son retour à jamais
impossible.

Une route serait à la fois la vie et la lumière : ce
qui produit peu ou rien, deviendrait productif; ce qui
manque, serait facile à se procurer; vie de relations et
meilleure vie matérielle. Des améliorations de cette
nature ne peuvent malheureusement s'improviser, et
malgré la sollicitude du gouvernement, aujourd'hui si
active pour tous, on ne peut demander à un jour ce qui
ne peut être que l'œuvre du temps.

L'administration, avec le plus louable empressement,
cherche à doter ces départements nouveaux de toutes
les institutions utiles : des comices agricoles, par exemple, ont été établis; l'arrondissement de Thonon a le
sien comme les autres, mais Morzines et les communes
qui l'avoisinent n'en peuvent recueillir les avantages.

Les bestiaux de la vallée d'Aulph ne sont à peu près d'aucun produit et ne servent qu'à la satisfaction d'une partie des besoins locaux ; il serait cependant aisé pour les habitants de s'adonner à l'élève du bétail sur une assez grande échelle pour pouvoir en exporter, si l'exportation était moins difficile : cette industrie ne serait point nouvelle pour la contrée, car les Romains y élevaient des chevaux, et c'est là l'origine du nom de Chablais donné au pays : *caballica provincia.*

Bien que relativement peu considérables, les terrains cultivés pourraient être infiniment plus productifs, si l'on avait les moindres bonnes notions de culture. Le seigle et le froment sur beaucoup de points pourraient être substitués à l'orge et à l'avoine, au grand profit de l'alimentation, et partant de la santé ; mais ces pauvres gens ne savent pas et ils n'ont pas la plus petite initiative.

Ainsi leurs terres, toutes sur des pentes, se dessèchent très rapidement dès qu'un temps sec se prolonge quelques jours ; l'eau coule de tous côtés, et personne n'a l'idée de l'utiliser pour irriguer les champs.

Ils ne sèment pas de froment, parce que, disent-ils, il ne vient pas bien ; c'est une erreur : des essais ont été faits avec succès. Mais il faudrait abolir le libre parcours, vieille coutume invétérée, et à laquelle on tient, comme si elle n'était pas un obstacle essentiel à toute culture intelligente.

La seule chose vraie pour le froment, c'est qu'il dégénère promptement, et qu'il faudrait en conséquence tirer chaque année la semence du dehors ; mais ce serait coûteux, en raison de l'extrême difficulté des transports.

La route à faire ne serait point une dépense considérable et hors de proportion avec les avantages qui en
découleraient.

Commencée par le gouvernement sarde, que les événements ont empêché de l'achever, son tracé, tout
indiqué, devrait suivre le cours de la Dranse. De Thonon
à Morzines la distance est d'environ 32 kilomètres :
11 sont faits, 5 ou 6 autres se trouvent à peu près naturellement établis par la disposition du sol; resteraient
donc à exécuter 16 kilomètres.

Des plans et devis qui paraissent bien étudiés et qui
ont été fournis, il y a quelques années, par des ingé-
nieurs français, alors au service du Piémont, portent la
dépense, en moyenne, à 16 475 fr. par kilomètre, compris l'achat des terrains ; et il faut observer que ces plans
ne s'appliquent qu'à la partie la plus difficile de la route,
sur une longueur de 8327 mètres.

Indépendamment des avantages qu'en retirerait le
pays lui-même, cette route pourrait être d'un intérêt
plus général. Dans les divers projets qui se sont succédé,
et déjà sous le premier empire, elle a été considérée
comme ayant une importance stratégique ; il est probable encore qu'elle donnerait l'essor à des industries
aujourd'hui impossibles, notamment à une meilleure et
plus réelle exploitation des bois de sapins ; des arbres
magnifiques, ne pouvant être enlevés, pourrissent sur
place.

La métallurgie trouverait aussi probablement à faire
de fructueuses recherches : il existe à Morzines une tra-

dition qui place dans l'une de ses montagnes, le Nyon, une très riche mine d'étain, autrefois exploitée, et dont le gisement, aujourd'hui ignoré, serait sans doute facile à retrouver.

Il y a à Morzines même plusieurs sources sulfureuses alcalines froides, peu abondantes il est vrai, mais dont les habitants et la contrée pourraient très utilement faire usage.

J'ai considéré comme une des causes de l'état moral de la population, son complet isôlement, l'absence de tout frottement avec des hommes ayant d'autres idées et plus éclairés ; je viens de dire qu'une route serait un très bon remède, mais il en est un autre qui, peut-être, pourrait être appliqué plus immédiatement.

Ce serait une légère modification dans les circonscriptions cantonales.

Le chef-lieu du canton dont ressortit Morzines est le Biot, village de 750 âmes.

Le canton peut se diviser en deux parties : la partie basse, qui s'étend du Biot au pont de Bioges, et la partie haute, qui du Biot va jusqu'à Morzines inclusivement.

Toutes les communes qui composent la partie basse ne forment ensemble qu'une population de deux mille et quelques cents âmes et ne payent proportionnellement à la partie haute qu'un impôt qui est :: 34 : 100.

Pour les affaires judiciaires, la différence est bien plus grande encore : 15 pour 100 d'un côté et 85 de l'autre.

S'il m'avait été possible de pousser plus loin ces divisions, il eût été facile de démontrer qu'à Morzines revient la plus grosse part dans ces chiffres.

Morzines a l'inconvénient d'être un point extrême ; cela est vrai avec les délimitations existantes, mais le serait moins en les changeant ; il ne manque pas en France de chefs-lieux de canton qui sont dans le même cas.

La partie basse du canton actuel aurait tout avantage à être rattachée au canton de Thonon, et pour Morzines devenir chef-lieu de canton est moins une question d'intérêt qu'une question d'hygiène morale ; les fonctionnaires et employés qui viendraient nécessairement s'y fixer, seraient autant de missionnaires devant lesquels les erreurs, les croyances, causes de tout le mal, perdraient chaque jour de leur influence.

Le nouveau curé, au mérite et aux lumières duquel chacun rend justice, s'efforcera certainement d'atteindre ce but, mais les moyens d'action ne sauraient être trop multipliés.

Depuis la première publication de cette brochure, j'ai reçu de Morzines quelques renseignements.

Comme je le redoutais, les malades que j'avais fait disperser sont rentrées aussitôt après mon départ (8 juillet 1861).

Pour beaucoup d'entre elles, ce retour trop prompt fut la cause d'une nouvelle rechute, de la réapparition des crises convulsives.

L'autorité locale dut alors intervenir et recommencer les expulsions ; mais au lieu de procéder en masse, ainsi que

j'avais fait, on se contenta d'envoyer les malades successivement, par groupe de dix à quinze, dans des hôpitaux plus ou
moins éloignés.

Ce moyen a réussi, mais il a demandé beaucoup de temps;
des malades renvoyées guéries retombaient, dès qu'elles rede-
venaient témoins des convulsions de quelqu'une de leurs voisines, et c'était pour elles à recommencer.

Je ne sais si dans ces hôpitaux on a cherché et si l'on a
réussi à leur faire suivre un traitement; sans vouloir diminuer
en rien le mérite de ce qui a pu être fait, je crois toujours que
ce qui a dû être le plus efficace a été l'éloignement et une
meilleure hygiène.

Une dernière lettre, de la fin de décembre 1862, me dit que
l'on ne connaît plus de malades; que s'il en existe encore,
elles se cachent sans doute et doivent être alors en très petit
nombre.

Note. — M. de Mirville, dans sa *Pneumatologie* (t. II, 1863),
et M. Allan Kardec, dans sa *Revue spirite*, examinent à leur
point de vue l'épidémie de Morzines.

Le premier donne pour des preuves irrécusables tous les
contes qui ont cours dans le pays, les déclarations de l'ancien
curé, les procès-verbaux que j'ai transcrits ou mentionnés,
dont il désigne quelques-uns des signataires ; mais il n'a pas
pris garde que, comme il le fait lui-même, ils ont souvent
accepté pour vrais et sans aucun contrôle des faits qu'ils n'ont
pas vus, qui leur ont seulement été racontés.

Deux médecins exercent dans la contrée : le véridique,
l'homme éclairé qui seul a bien vu, c'est celui qui *a cru* à la

possession ; l'autre ne sait ce qu'il dit, pas plus que les médecins étrangers qui ont visité les malades de Morzines.

Non-seulement ce sont là les preuves de M. de Mirville, mais il énonce, très involontairement, je n'en doute pas, des faits absolument faux et en nie qui sont absolument vrais : par exemple, *la frayeur*, comme dernière cause déterminante de la première manifestation de la maladie. *Tout le pays niera la frayeur*, dit-il. Eh bien ! je dis : Tout le pays, y compris la mère de la malade, attestera et m'a attesté la frayeur pour cette enfant (sans parler ici de la crainte d'être *prises* que la plupart des *possédées* avouent avoir éprouvée bien avant leurs crises).

M. de Mirville m'accuse d'*avoir ajouté des désespoirs nouveaux à tous ceux que je ne pouvais adoucir*. Si ses renseignements avaient été plus exacts ou plus complets, il aurait pu connaître les sentiments à mon égard de tous ces braves gens de Morzines ; j'ai eu et j'ai encore assez souvent la preuve que ce ne sont pas précisément ceux que l'on accorde à un *tourmenteur*, et c'est pour moi la plus douce récompense de ma pénible mission.

M. de Mirville me reproche encore, ainsi qu'à un autre médecin, d'être parti de Paris avec une opinion toute faite ; je puis à bon droit, s'il veut bien me le permettre, lui renvoyer ce reproche : nous serions alors *ex æquo* sur ce point.

Il n'est pas allé à Morzines, il s'est arrêté à Thonon ; non certes qu'il ait eu peur des diables, mais du chemin ; il ne se croit pas moins l'homme le mieux renseigné.

M. Allan Kardec a fait le voyage complet. Dans les numéros de décembre 1862 et janvier 1863 de sa *Revue spirite*, il a déjà publié deux articles, mais ce ne sont que des préliminaires ; l'examen des faits viendra avec le numéro de février. En attendant, il nous avertit que l'épidémie de Morzines est semblable à celle qui sévissait en Judée du temps du Christ. C'est bien possible.

Au risque d'encourir le blâme de quelques lecteurs qui trouveront que j'eusse probablement mieux fait de ne pas parler des Spirites, j'engage vivement ceux qui voudront bien lire cette brochure, à lire le même sujet aussi dans les auteurs que je viens de citer.

Il ne faudrait pas cependant se méprendre sur le but de mon invitation ; plus il y aura de lecteurs sérieux des œuvres du spiritisme, et plus tôt il sera fait justice complète d'une croyance, d'une *science*, dit-on, sur laquelle je pourrais peut-être risquer une opinion, après avoir tant de fois constaté un de ses résultats : le contingent assez remarquable qu'elle fournit, chaque année, à la population de nos asiles d'aliénés.

FIN.

ERRATA.

Page 12, ligne 15, *lisez* dans *son* rapport
— 54, — 7, — *des* mains
— 54, — 10, — semble *les*
— 55, — 6, — obscène*s*
— 56, — 14, — *Qui* est-ce
— 57, — 19, — qui courent sur *sa*
— 82, — 13, — et *le* dipsomane
— 94, — 24, — loqu*en*tem
— 96, — 10, — *se* produise

www.ingramcontent.com/pod-product-compliance
Ingram Content Group UK Ltd.
Pitfield, Milton Keynes, MK11 3LW, UK
UKHW022306070726
13614UKWH00002B/577